U0335761

瑜伽文库
YOGA LIBRARY

"瑜伽文库"编委会

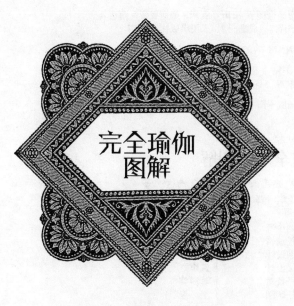

完全瑜伽
图解

【印】斯瓦米·威斯奴帝瓦南达 / 著

陈曦华 / 译

四川人民出版社

图书在版编目（CIP）数据

完全瑜伽图解 / (印) 斯瓦米·威斯奴帝瓦南达著；
陈曦华译. —— 成都：四川人民出版社, 2020.7

ISBN 978-7-220-11782-4

Ⅰ.①完… Ⅱ.①斯…②陈… Ⅲ.①瑜伽—图解
Ⅳ.①R793.51-64

中国版本图书馆CIP数据核字（2020）第022958号

WANQUAN YUJIA TUJIE

完全瑜伽图解

[印] 斯瓦米·威斯奴帝瓦南达　著

陈曦华　译

策划统筹	何朝霞
责任编辑	杨雨霏　吴焕姣
封面设计	肖　洁
版式设计	戴雨虹
责任校对	蒋科兰
责任印制	王　俊

出版发行	四川人民出版社（成都槐树街2号）
网　　址	http://www.scpph.com
E-mail	scrmcbs@sina.com
新浪微博	@四川人民出版社
微信公众号	四川人民出版社
发行部业务电话	（028）86259624　86259453
防盗版举报电话	（028）86259624
照　　排	四川胜翔数码印务设计有限公司
印　　刷	成都东江印务有限公司
成品尺寸	130mm×185mm
印　　张	11.5
字　　数	240千
版　　次	2020年7月第1版
印　　次	2020年7月第1次印刷
书　　号	ISBN 978-7-220-11782-4
定　　价	52.00元

"瑜伽文库"总序

  古人云：观乎天文，以察时变；观乎人文，以化成天下。人之为人，其要旨皆在契入此间天人之化机，助成参赞化育之奇功。在恒道中悟变道，在变道中参常则，"人"与"天"相资为用，相机而行。时时损益且鼎革之。此存"文化"演变之大义。

  中华文明源远流长，含摄深广，在悠悠之历史长河，不断摄入其他文明的诸多资源，并将其融会贯通，从而返本开新、发闳扬光，所有异质元素，俱成为中华文明不可分割的组成部分。古有印度佛教文明的传入，并实现了中国化，成为华夏文明整体的一个有机部分。近代以降，西学东渐，一俟传入，也同样融铸为我们文明的固有部分，唯其过程尚在持续之中。尤其是20世纪初，马克思主义传入中国，并迅速实现中国化，推进了中国社会的巨大变革……

  任何一种文化的传入，最基础的工作就是该文化的经典文本之传入。因为不同文化往往是基于不同的语言，故文本传入就意味着文本的翻译。没有文本之翻译，文化的传入就难以为继，无法真正兑现为精神之力。佛教在中国的扎根，需要很多因缘，而前后持续近千年的佛经翻译具有特别重要

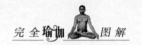

的意义。没有佛经的翻译，佛教在中国的传播就几乎不可想象。

随着中国经济、文化之发展，随着中国全面参与到人类共同体之中，中国越来越需要了解更多的其他文化，需要一种与时俱进的文化心量与文化态度，这种态度必含有一种开放的历史态度、现实态度和面向未来的态度。

人们曾注意到，在公元前8—前2世纪，在地球不同区域都出现过人类智慧大爆发，这一时期通常被称为"轴心时代"。这一时期所形成的文明影响了之后人类社会2000余年，并继续影响着我们生活的方方面面。随着人文主义、新技术的发展，随着全球化的推进，人们开始意识到我们正进入"第二轴心时代"（the Second Axial Age）。但对于我们是否已经完全进入一个新的时代，学者们持有不同的意见。英国著名思想家凯伦·阿姆斯特朗（Karen Armstrong）认为，我们正进入第二轴心时代，但我们还没有形成第二轴心时代的价值观，我们还需要依赖第一轴心时代之精神遗产。全球化给我们带来诸多便利，但也带来很多矛盾和张力，甚至冲突。这些冲突一时难以化解，故此，我们还需要继续消化轴心时代的精神财富。在这一意义上，我们需要在新的处境下重新审视轴心文明丰富的精神遗产。此一行动，必是富有意义的，也是刻不容缓的。

在这一崭新的背景之下，我们从一个中国人的角度理解到：第一，中国古典时期的轴心文明，是地球上曾经出现的全球范围的轴心文明的一个有机组成部分；第二，历史上的轴心文明相对独立，缺乏彼此的互动与交融；第三，在全球化视域下不同文明之间的彼此互动与融合必会加强和加深；第四，第二轴心时代文明不可能凭空出现，而必具备历史之继承和发展性，并在诸文明的互动和交融中发生质的突破和提升。这种提升之结果，很可能就构成了第二轴心时代文明之重要资源与有机部分。

简言之，由于我们尚处在第二轴心文明的萌发期和创造期，一切都还显得幽暗和不确定。从中国人的角度看，我们可以来一次更大的觉醒，主动地为新文明的发展提供自己的劳作，贡献自己的理解。考虑到我们自身的特点，我们认为，极有必要继续引进和吸收印度正统的瑜伽文化和吠檀多典籍，并努力在引进的基础上，与中国固有的传统文化，甚至与尚在涌动之中的当下文化彼此互勘、参照和接轨，努力让印度的古老文化可以服务于中国当代的新文化建设，并最终可以服务于人类第二轴心时代文明之发展，此所谓"同归而殊途，一致而百虑"。基于这样朴素的认识，我们希望在这些方面做一些翻译、注释和研究工作，出版瑜伽文化和吠檀多典籍就是其中的一部分。这就是我们组织出版这套《瑜伽文库》的初衷。

由于我们经验不足，只能在实践中不断累积行动智慧，以慢慢推进这项工作。所以，我们希望得到社会各界和各方朋友的支持，并期待与各界朋友有不同形式的合作与互动。

"瑜伽文库"编委会
2013年5月

目 录

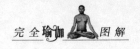
完全瑜伽图解

译本前言

谨以此书献给斯瓦米·威斯奴帝瓦南达。

这本《完全瑜伽图解》由斯瓦米·威斯奴帝瓦南达（Swami Vishnudevananda, 1927-1993）所著。他是一位世界知名的哈达瑜伽及胜王瑜伽的权威，也是国际知名瑜伽学院——悉瓦南达瑜伽吠檀多中心①的创始人。该书曾在1987年由译者李小青从1981年的日文译本翻译为中文，并出版为《瑜伽大全》。

此次，该书翻译自斯瓦米·威斯奴帝瓦南达1988年的英文版。翻译由国际悉瓦南达瑜伽吠檀多中心中国多位瑜伽练习者及冥想导师斯瓦米·悉达罗摩南达（Swami Sitaramananda）的指导下完成。斯瓦米·悉达罗摩南达是斯瓦米·威斯奴帝瓦南达的亲传大弟子之一，自1981年起服务于学院，并于2015年在中国成都成立了学院的分支。

---

① 英文原文为 Sivananda Yoga Vedanta Center, 可以通过 www.sivananda.org 来访问。

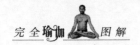

本书教授的古典瑜伽在现代常被称为"悉瓦南达①瑜伽"。悉瓦南达是斯瓦米·威斯奴帝瓦南达挚爱的上师的名字。斯瓦米·悉瓦南达（Swami Sivananda, 1887–1963），印度近代圣哲，总部位于瑞诗凯诗的神圣生命学会的创始人。甚至在今时今日，他的书和教导仍在改变世界各地许多人的生命。当年，年轻的斯瓦米·威斯奴帝瓦南达一到他的静修林，斯瓦米·悉瓦南达大师认识到他在哈达瑜伽上的天赋，立即就授予了斯瓦米·威斯奴帝瓦南达哈达瑜伽教授的称谓，作为亲传大弟子；并在10年后的1957年，将其派往西方。

斯瓦米·威斯奴帝瓦南达于1960年在美国撰写了此书，当时30多岁的他为书中的所有姿势拍照。该书出版后成了美国的畅销书，卖出了数百万本，被称为"瑜伽士的圣经"。自那时起，该书已被翻译成超过15种语言，包括法语、德语、希伯来语、意大利语、日语、葡萄牙语、俄语、西班牙语、泰国语、越南语及许多印度语言等。本书是悉瓦南达瑜伽吠檀多中心在世界各地教授学生和培训瑜伽导师的主要教材。截至2018年，全球约有4.5万名悉瓦南达瑜伽导师接受基于此书的培训。

非常高兴可以给中国的学生带来中文完整译本。因为非常多的中国瑜伽学生都渴望了解古典瑜伽，想要从源头

① 原文为 Sivananda，有多种译法，如希瓦南达、施化难陀、悉瓦南达等，文中采用悉瓦南达。

学起,而现代瑜伽则通常只关乎体位。本书所教授的古典瑜伽或者说"悉瓦南达瑜伽"包括瑜伽哲学、瑜伽心理学、呼吸、营养等,所有这些内容对于减少压力和预防疾病非常有必要。

该译本是很多认真的中国学生和瑜伽老师共同努力的结果。我们特别要感谢陈曦华在翻译、编辑、校对方面的努力。我们也要感谢尤畅、刘晓倩、刘薇、秋磊及其他多位同学在中文翻译和编辑方面的贡献。

我们也在此感谢斯瓦米·威斯奴帝瓦南达的大弟子们在国际悉瓦南达瑜伽吠檀多中心于世界各地传承着老师的精神和教学。

斯瓦米·威斯奴帝瓦南达说:"健康就是财富。心灵平静是幸福。瑜伽指出了健康幸福之道。"在此,我祝愿大家身体健康、心灵平静、幸福美满。

斯瓦米·悉达罗摩南达
2018年12月25日于越南大叻

《完全瑜伽图解》1988年版前言

OM SRI GANESHAYA NAMAH

OM SARAVANABHAVAYA NAMAH

OM AIM SARASWATYAI NAMAH

OM NAMO BHAGAVATE SIVANANDAYA

OM NAMAH SIVAYA

OM NAMO NARAYANAYA

在我写《完全瑜伽图解》新版前言的时候，人类正在陷入越来越深的危机，但一个光明的前途，也在等待着人类。20世纪到21世纪的转变，将把我们带入前所未有的技术天堂。新世纪的大门会敞开。超级电脑将帮助我们组织复杂的社会和改进的生态；超导体帮助社会减少能源的浪费；机器人从事人类不适合从事的工作，来增加我们的闲暇，延长我们的寿命；艾滋病和其他严重疾病新的医疗方案也可能会出现；在太空站和家里种植蔬菜的情形也不远了。我们还可能会发现，迁往其他的星球，就如同古时候人们迁往新世界一样简单。

然而，我们依然无法应对自己的头脑（Mind[①]）。世界危机是集体意识混乱状态的折射。我们的一项伟大任务，就是把我们的星球带回平衡状态，为此，最积极的行动，就是开始改变我们自己。

正面且专注的思想，比那些负面混乱的思想强大有力得多。外在技术无法控制不断涌现的情绪和想象。对于普遍的精神薄弱，如果想长期改善，不管是酒精，还是诸如镇静剂、安眠药、叫醒药等药物，抑或类似仪器都是无望的。这些化学品不仅会毁坏摄入者的身心，而且会影响他们的后代，造成基因的干扰和思想频道的错乱。人们只有通过恰当的自律，达到对身心的控制，才可能获得真正长久的平和。

谨以此书献给每个人，简单而又坚定地决心去遵从不可抗拒的自然规律，好好地活着。如果具有领悟那无限的灵性潜力的意愿，那么书中列出的瑜伽自律及控制心识的方法将会是无价的。

我将本书定名为《完全瑜伽图解》，是因为瑜伽完全是一门有关自律的科学。瑜伽能平衡、协调、净化和强健练习者的身体、心识和灵魂。它指出的是完美健康之道，完美自控之道，达到与自己、与世界、与自然、与神的完美和谐之道。本书介绍了历经时间考验的简单技巧，已有上百万人运用这些技巧开始了瑜伽练习。虽然书中解释瑜伽理论的科学术语和例证是针对现代读者设计的，但我虔诚地忠实于哈达

---

① 译者注：书中根据上下文来选择合适的词语翻译Mind一词，包括头脑、思想、心识、心智、心念、心意等。

瑜伽[1]（Hatha Yoga）和其他形式瑜伽的古典教义，如昆达尼里瑜伽（Kundalini Yoga）、胜王瑜伽[2]（Raja Yoga）和智慧瑜伽（Jnana Yoga）等。我并没有发明任何新的东西，只是在分析思维的年代，以更容易理解的方式来呈现这门关于自我成长的完美科学。

瑜伽士将生命看作一个三角形。出生是生命三角的第一个点，向上的这条边代表成长期，顶点代表成年，向下的这条边代表的是衰老，最后一点是死亡。三角形的底边代表从死后到重新出生的过程。成长期也是"合成代谢过程"，会在18岁到20岁之间停滞。在青年时期，细胞的再生速率超过或基本等于衰亡速率，这个健康年轻的状态会一直持续到30岁左右。35岁以后，衰老或是分解代谢的过程就开始占主导，合成代谢的过程会慢慢变弱，身体机能开始下降。这时会进入"老年"期，伴随而来的还有身心两方面的疾病与绝望。

但瑜伽士们认为我们生来不只是为了承受生老病死，生命还有更伟大的意义，但是，对这个意义的探索需要有敏锐的智力和坚强的意志，而健康的身心则是前提。

为此，古代先贤创造了一套完整的修行体系来减缓衰老的过程，保持精神和肉体的强健。在仔细观察现代人的生活方式和需求之后，我将古老的瑜伽智慧总结为五大基本原

---

① 原文为 Hatha Yoga，有多种译法，如哈他瑜伽，哈达瑜伽，文中采用哈达瑜伽。

② 原文为 Raja Yoga，有多种译法，如王瑜伽，圣王瑜伽，胜王瑜伽，文中采用胜王瑜伽。

则，它们很容易就能融入生活之中。这些基本原则分别是：
（1）恰当的运动；（2）恰当的呼吸；（3）恰当的放松；
（4）恰当的饮食；（5）正面思考（深度哲学）与冥想。

恰当的运动，如同汽车的润滑系统，通过改良循环和提高柔韧性，来润滑我们的关节、肌肉、韧带、肌腱及身体的其他部位。从变化效果的完整程度来看，没有任何其他运动可以与瑜伽的练习相比。瑜伽中阿萨纳Āsanas意为 "稳定的姿势"，即体式，应保持特定的时长。带着觉知缓慢地练习体式，不仅会带来生理上的益处，更是一种帮助我们专注与冥想的精神练习。

瑜伽的练习，首先关注脊柱的健康。脊柱管内是我们的中枢神经系统，如同人体的 "电报系统"。脊柱从大脑延伸向下，脊柱的健康有助于全身的健康。恰当的体式练习能维持脊柱的力量和柔韧性，增强循环，让神经系统获得氧气和养分，使身体保持年轻状态。正如中国古语所言："长寿的秘诀在于后背的灵活度。"

体式的练习有益于全身的内在机能，尤其是中医里讲的 "穴位" 区域。刺激穴位会增强神经能量的流动。能量也称为普拉那（Prana[①]），也就是中医里所说的气。体式可以作用于体内更深更精微的部位，刺激和按摩各个器官，使它们更强健和高效。体式的练习，总是伴随着深长的呼吸、放松与专注，这有助于我们更好地控制心识。我们的心识是不稳定的，总是不断被感官信息所干扰，然而通过练习，心识

---

① 译者注：Prana在本书中翻译为生命能量、生命之气或生命之息。

逐渐内收，脱离感官外物，不受干扰，进而慢慢地得到了控制。（详见第四章）

恰当的呼吸，将身体与它的"电瓶"——太阳神经丛相连接。太阳神经丛中储存着巨大潜能，特定的呼吸练习——呼吸法，也称为普拉那雅玛（梵文Prāṇāyāma[①]），可以将能量从太阳神经丛处释放出来以滋养身心。

大部分人呼吸时，只使用了肺活量的一小部分，他们的呼吸较浅，基本不会扩张胸腔。他们耸着肩，上背部和肩颈会紧张酸痛，同时还因为缺氧产生不适。这些人通常容易疲劳，却不知其因。

我们这些"不幸"的大多数人所需要的，只是一个在办公桌前、灶台和机器前都能做的呼吸练习。恰当的横膈膜式呼吸，可以消除紧张，乃至抑郁。

恰当呼吸的最大益处就是聚集普拉那，这可以提升我们的生命能量。控制了生命能量，就控制了心识。

疾病可以通过调节生命能量来根除，这就是疗愈的奥秘所在。针灸师、推拿师、信仰疗愈者或是具有疗愈能力的医生，有意无意地，都对生命能量有很好的控制能力。通过一般的呼吸，我们获得很少的生命能量；专注且有意识地呼吸时，大量的能量就会储存在我们的多个神经中心及大脑中。生命能量充足的人，会散发力量和活力，旁人都可以感受得到。（详见第八章）

恰当的放松，如同汽车的散热器一样，让整个系统冷却

---

① 译者注：Prāṇāyāma本意为控制普拉那生命能量，能量控制法，书中具体指呼吸练习时，译为呼吸法或调息。

下来。放松可使身体自然恢复精力。如果身体和头脑持续超负荷工作，效率就会下降。想要调和身心，就必须学会经济有效地利用身体所制造的能量，这也是我们学习放松的主要目标。

现代生活中，饮食、工作，甚至所谓的娱乐，比如摇滚舞，都难以让人放松。肌肉时刻处于备战状态，这所消耗的能量，比真正工作时消耗得还要多。在休息时，人们也会因为身心紧张耗费很多能量。所以说，我们的大部分能量都被浪费了。

一天之中，身体会制造出我们第二天所需要的物质和能量。然而，通常由于糟糕的心情、愤怒、伤害或是极度的恼火，这些物质和能量在几分钟之内就消耗殆尽了。

在放松的状态下，基本没有能量消耗。很少的能量用于新陈代谢，其余的都会被储备起来。要想获得完美的放松，需要获得身心灵三个层次的放松。没有身心灵三个层次的放松，就没有完全的放松。（详见第六章）

恰当的饮食为身体提供燃料。瑜伽饮食为素食，包含纯净、简单、天然的食物，易于消化吸收，有益健康。我们要对饮食营养学有所了解，以保证均衡的饮食。身体的营养需求主要有五大类：蛋白质、碳水化合物、矿物质、脂肪和维生素。食用天然的未经加工（最好是有机的、未施化肥农药）的食物，更能满足这些营养需求。加工、精制和过度烹饪都会破坏食物的营养价值。

大自然的食物链中，太阳是所有生物的能量源泉。素食中的食物是从太阳那里直接获得能量的，所以素食者处于食

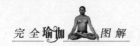

物链的最有利位置。

瑜伽士的饮食态度是"为活着而吃，不是为吃而活"。瑜伽士会综合营养学知识以及内在的体验去考虑，哪些食物可以通过摄入最少的量，获得对身心最大的益处，同时对环境带来最小的负面影响，给其他的生命带来最少的痛苦。当一个人具备世界同一的愿景，其他人的饥饿、动物的痛苦、环境状况都是他的饮食考虑的一部分。为地球负起责任的第一步，就是思考自己的饮食习惯。

断食，也是瑜伽士饮食养生的一种做法。断食加休息，是自然界对各种疾病所给出的普适方子，所对症状包括从发烧到骨折。断食，配合着祈祷词，被各种宗教推荐用于净化、自律和自控。（详见第七章）

正面的思考（深度哲学）和冥想，让人得以自控，净化智力。心识的稳定和专注，使得人性中的低等属性可以得到有意识的控制。

瑜伽哲学是高尚而又实用的，伟大的瑜伽大师斯瓦米·悉瓦南达（Swami Sivananda）说："人类真正持久的团结，唯一的基础就在于我们心的宗教，心的宗教就是爱的宗教。" 大师还说道，"三摩地（梵文Samadhi，意为'超意识状态'），是与那至上真我的喜乐融合。它会带来对于那无限的直觉领悟。它是内在的神圣体验，它超越了言语，超越了心识。你需要通过深度冥想，自己去领悟到这一点。感官、头脑和智力会停止运作。没有时间也没有因果。"（如果你想要了解冥想的实用技巧，可以参考我的另一本书《冥想与曼陀罗》，也许对你有帮助。）

瑜伽，是基于"生活简单，思想崇高"的信条而展开的自律生活。请不要低估瑜伽士的这种自我精进的综合方式，当你实践这瑜伽五大要点——这一真正全面提升身心灵的方式，你就能获得力量和平衡来面对这一世界性的关键时期。当身心灵达到健康和谐，高等的思想就容易战胜低等（本能）思想。障碍变为成功路上的垫脚石。生命是一所学校，让我们形成性格，培养慈悲心，领悟那神圣的、无处不在的真我。你会获得全新的健康且正面的视角。你若疗愈了自己的身心，便可以去关爱和疗愈这个星球。我为你祈祷，愿你能去实践本书中那历经了时间考验的古老的技巧与哲学，愿你能获得健康、幸福和永恒的平和。愿神保佑你。

OM TAT SAT

斯瓦米·威斯奴帝瓦南达
悉瓦南达静修林瑜伽营
加拿大　魁北克　瓦尔穆林
1988年6月1日

第一章

瑜伽的哲学及目标

各种日新月异的新发明和不断被揭示的自然奥秘，都已经无法让人类有满足感，人类在不知疲倦地追求某种未知的目标。当透过那万物之母的神秘原子，和漂浮在广袤时空中的恒星和行星去观察自然界的奇迹时，人类的智力变得无能为力。那里既无限，又漂浮不定，既相互分离，又相互碰撞。

人类的智力疲倦地徘徊于宇宙星云之间，当它知道人类所在的行星，在宇宙中不过是极小的一个点，它便在绝望、耻辱中，沉重地折回原点。智力只是一个有限的推理工具，因为它不能解答："人生而为何？""我是谁？""我将向何处去？""肉体的死亡是否是意味着一切的结束？"等一系列问题。在大于星云、小于电子的维度中，还存在着未知的定律，而人类的智力却无法看穿。尽管智力让人类引以为豪，理应无所不知，但使用它来探究真理、探索人生目的这样永恒的问题，就显得局限和愚蠢了。

假如真理确实存在，我们就不能永远忽视它。

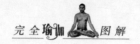

事实上，已有少许人超越了时空的限制，他们并不是依靠渺小的智力看到过去、现在和未来。他们被称为"先知"或"圣人"，是觉知超越了智力的人，他们还展现了发现真理的科学方法，这些方法也适用于智力的使用。方法看似非常简单，但那些未经训练的和心识不纯的人是很难掌握的。它们的原理是将人们向外观察和感受时，所运用的发散思维聚焦于内心的阴暗之处，这聚焦于一处的思维射线，照亮了那未知的黑暗角落。如果人的心识徘徊不定，仍然向外，那么就不可能发现真理。

先知和圣哲们知道那些超然问题的答案，并不是智力的功劳，既非研究成果，也非实验室的实验。他们是通过安静冥想，停止了头脑和智力的活动，与那智慧的无限源头连接，而后获得的。对真理的真正理解，以及那一系列问题的答案，唯有在头脑和感官稳定或静止的时候，才会出现。那么，这样的知识有什么用？神是否存在？死后是否依然有生命？生命的目的又是什么？如果没有目的，寻找上述答案就是徒劳了。

有少数人发现了真理的存在，他们断言真理能消除人类一切的不幸。因为觉悟真理时，人就能看到永恒、纯净、完满的存在。人类的不幸，都来源于人对死亡与疾病的恐惧，还有那些未被满足的欲望。当真理出现、自性显露时，就会发现永生，于是不再惧怕死亡，体会了自身已然完满，也就无有其他欲望了。了知自性，不惧死亡，而知天堂在内，人在此生就享受到完满的喜乐了。

生命的目标，就是在活着的时候，从死亡、痛苦、悲伤、年老、疾病、轮回中解脱出来。几乎所有的宗教信仰，都有去除这些痛苦的教义，大量的信徒因不知人生和信仰的目的，只盲目追随引领者，满足于并不活生生的理论信仰，引领者如果盲目引导，这盲人引导盲人的做法，让很多真诚的求道者看了无法产生信任，离开了求真之路。

各种宗教的创立者，都看到了自身的灵魂，了知自身的未来即是永恒，他们所教授的，即是他们看到的。他们教授达到这种体验（认知）的方法，好让每个人都能看到永恒不朽的自性。

如今各种宗派的老师、信徒们，忙着说教而很少实践，相信只有创立者们才有可能体验那些，在这之前，普通人是无法真正变得灵性的。其实每一个人，都需要自己去体验自己内在的真相，才会消除怀疑，消除不幸。耶稣说："如果你们遵守我的道，就真的是我的门徒，你们必然会知晓真相，真相必然会让你获得自由。"（《圣经·约翰福音》8:31,32）

在瑜伽科学里，给出了科学实用的方法去发现真理。就像所有的科学，都有各自独特的研究方法一样，瑜伽的科学方法，声明真相是能够体验到的。但唯有超越感官、头脑和智力，停止它们的运作时，这真相才能被体验到。

瑜伽老师们在不断地精进，他们不会急于向人们证明理论，也不在课堂中展示或者辩论。他们的教学是权威的，因为他们亲身体验了老师所教授的真理，那是已经被接受的真理，有准备的人会通过直觉领悟到它。而再多的辩论和讨论都不能让一个没有准备好的人去领悟真理。

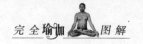

　　瑜伽老师们很清楚，教学就像在播种，当学生的心识准备好时，每领悟一个概念，就会有上百个概念进入他的觉知。这并不是说在这之前就是让学生盲目接受教导，而是学生在开始时能接受的部分是有限的，他们只需要接受那些通过自身体验能领悟到的部分即可，要想有更深的体悟，就需要通过服务他人、虔诚的心，以及道德生活来提升自己。不断地深入，才会慢慢对很多新的事物产生觉知，新的事物也都是老师理论上已经教过的。学生起初要遵从老师的教导，直到自己体验到内在真相，那些先行者——老师们的建议和经验让学生受益匪浅，但最终，每个人都必须通过自身的体验来学习。

　　在前进中的每个阶段，都会遇到先行者留下来的路标，方便启示后人不盲从，这些路标可以让自己在这条艰辛的道路上不迷路，直到到达目的地，并也为后来人留下路标。

　　有一则轶事阐明了这一点。在印度，有一天，一位圣人的很多信徒跟随他到圣河边沐浴，传统是要在沐浴之后，拿个小桶从圣河中取些圣水带回去。圣人就带一个小桶到河边的沙滩备用，他挖一个坑，把桶埋了进去，为了过会儿能找到，就堆了一个小沙丘作标志。信徒们看到圣人堆的小沙丘，以为这是仪式的一部分，于是他们也在河滩上堆了许多类似的小沙丘。圣人沐浴完去找他的桶，宽阔的河滩上找不到他的那一个沙丘，他看到了无数个类似的沙丘。他惊呆了，问这些小沙丘是怎么回事，当得知这是信徒们模仿了他的行为时，圣人为这种盲目模仿的愚蠢行为而震惊。不用说，他为了找这个桶，耗费了很多时间。

现如今，我们在各个宗教中都看到这样的信徒。他们不在意是否是追求真相，而只是盲目地追随领导者。瑜伽哲学及其老师，不倡导这样的盲从，他们要求学生要具有耐心，随着成长，很多一开始模糊的事物，都会变得清晰。

很多形式的瑜伽都可以帮助人获得宇宙意识，与那至上的存在合一。瑜伽是帮助个体接近真相的科学。所有瑜伽练习的目的都是为了进入真相。灵魂的不同载体（身体），造成了个人意识或者说自我意识，要进入真相，必须超越灵魂的载体。

事实上，人的真我①或纯粹意识本质上是完整的，是没有分割的，也是无限的，不动不变的。万事万物中，从矿物质到人类，都可以找到同样的精神。

由纯粹意识投射出心与质，这创造过程形成了纯粹意识的遮盖物（梵文Upadhi，乌帕蒂），从无形到了有形，从无限到了有限的个性。纯粹意识从未改变，从矿物质到人类，内在呈现的是同样的东西。只是从矿物质到人类的进化阶梯上，它的呈现方式不同，在矿物界，灵魂以觉知的最低形式呈现，几乎没有意识存在的痕迹。但矿物中能创造出生命来，现代科学家已在某种程度上证明了这一点，这样的实验也还在继续。

安德鲁·克罗斯（Andrew Cross）是第一位由无生命的物质去创造生命的科学家。他用石头来做实验，1837年，他用电加热氧化铁、盐酸以及草木灰中的硅酸盐，来制造晶体。

---

① 译者注：真我和纯粹意识在本书中常常互换使用，它们的含义相同。

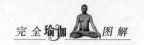

石头上出现了白色的小点，26天之后长成了极为逼真的小虫。两天后，它们开始爬了。安德鲁·克罗斯写道："我从未在言行举止上，让他人认为我创造了它们（小虫们），我也从未梦想过有任何理论能解释它们的出现，这只是因为机缘巧合。"

另一位科学家莫瑞里·马丁（1838年逝世）宣称，他从一种最古老的岩石——无生代岩石（Azoic）中重新创造出生命。他将岩石加热直至它变成灰烬，经由一系列操作直到微小的晶体形成。他把这些晶体称为"原始细胞质"。最后，他将这些晶体放大了三千倍，观察者说通过放大镜，可以看到这些晶体中有上千微小的鱼在蠕动。

没有理由能说明，岩石、金属这些表面上看起来没有生命的物质不能创造出生命。瑜伽哲学认为，一切皆有生命，一切都是意识本身。科学家告诉我们，在原子的最小粒子内部都有令人难以置信的运动，那么一定就有产生这种运动的能量，而这种能量就是所有生命的基础。瑜伽的古老哲学认为，人、鱼、鸟、兽、树、土、石及元素都是同一的。这种一元论的理论正渐渐地被20世纪的科学界所接受。

在结构和形状规则的晶体中，更高的觉知可以被看到。

灵魂进化的第二阶段，是植物王国。植物依然处于潜意识层面，但觉知的程度比矿物高。动物界又比植物有更高的觉知，意识更为集中，头脑的种种功能开始出现。随着智力及其他心智功能的更大发展，如认知、感觉、意志、知识等，人类被认为是万物中进化程度最高的。

这样看来，从矿物到人的进化中，灵魂看起来是不断提升的，但事实上，灵魂从未改变，灵魂都是同样的。是因为觉知在不断变化，灵魂是那背后不变的、无形的存在，表现形式或是觉知程度的变化，并不会影响到它，仅仅是在不同阶段，它受遮盖的程度不同而已。

如果从矿物到人的进化过程里灵魂并没有改变，那它的发展又怎么解释呢？其实看似是灵魂的发展，实则是身心的发展。灵魂居于身心之内，而受到身心的遮盖。

对于矿物，意识就像被包裹在了黑色的帷幕中，意识之光无法放射出来。在对动植物的研究中，发现因其机体性质不同，有了某种程度的精神发展，灵魂会比在矿物中有更好的呈现。在这里，意识之光透过低层次思想的有色镜片被看到。

人类的灵魂，被身心遮盖和牵制的更少，但依然无法完满呈现。人类活在自我意识层面，动物活在潜意识层面，没有自我意识。自我意识比潜意识的层次高，宇宙意识又高于自我意识，是觉知的最高状态。在宇宙意识中，人能见到并活出真我。

在心识的不断进化中，灵魂的遮盖会逐渐变薄，直至完全消失。到那时，个体会领悟到永生，并认同于那至上的存在，这是所有瑜伽、所有宗教的目标。瑜伽是带来这种进化的科学方法，直到二元性消失，主体及客体消失，觉知者、觉知以及觉知对象都将融为一体。这样的进化，只有在完全超越身心的遮盖，到达纯粹意识（或者说神性）时，才能达成。瑜伽士们严格自律，控制身心，为了能超越身心体系，运用它们而达到最终目标。

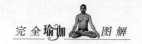

在我们谈灵魂之前，必须详尽学习和了解灵魂（意识）所居住的身体（载体），以及灵魂借由这些载体的表达。

人，远比我们想象的复杂，不只是简单拥有肉身和灵魂，而是好几个身体（载体）在表达自身的纯粹灵魂，它们层次不同，密度不同。肉身最粗显，最易老化，会在物质层面、意气层面等呈现出来。因果身是三个身体中最为精微的。虽然人有三个身体，但更多时候是在肉身层面运作，极少在意气身层面运作（主要是在做梦以及瑜伽冥想的时候）。

在接下来的章节中，我们会分别来了解各个身体（载体）的功能、特性及其他方面，如何运作各个身体，使之维持健康，让它们随时随地帮助我们进步，当人全面了解三个身体，能够自主运用它们之后，即可开始自省，去参问"我是谁？"

现代心理学中没有教授人自省的方法。人只有通过自省，才可以触及真相。在真相中，没有痛苦，悲伤，没有高人一等，低人一等，也没有任何个体感和分离感。

这可以让人与整个世界合一，人不再把自己看作是个体，而是等同于那至上的存在，这样的体验是超越常人的理解力的，它带来平静。如圣经中所说"超越所有理解的平静"。它是一切知识的尽头，即吠檀多。知者、知道和所知不再有任何区别。在这样的状态中，没有什么再需要知道的，因为真我就是知识本身，无须知道任何外在的东西。

学习吠檀多的理论知识，需要很长时间，它哲理深刻，在人类学方面造诣很深的专家也难免困惑，所以，去体验这些伟大真相到底有多困难——"人即神""我是神""我无处不在""我是一切之中的真我"。整个瑜伽和吠檀多哲理都基于合一。在轮回中日臻完满，便可达到合一！

诸多宗教的追随者们都并不相信真我或者说纯粹意识的合一性，但像耶稣这样的伟大先知就说过："我与我父为一"，"我在你们的内在，你们在我的内在，我就是他！"很多追随者甚至根本不理解这伟大智慧的含义，就去谴责轮回以及灵魂（意识）进化的理论。《圣经新约》约翰福音3:3-7清清楚楚地写道：

耶稣回答说："我实实在在地告诉你，人若不重生，就不能看到神之国！"

尼哥蒂姆说："人已经老了，如何又能重生呢？他岂能重回母腹，再次出世？"

耶稣说："我实实在在告诉你，人若非生于水和圣灵，就不能进入神之国，生于肉身，就是肉身；生于灵魂，便为灵魂！你们必须重生，不要以为我说得很稀奇！"

不接受轮回之说和因果定律，要如何解释世上的痛苦和悲伤呢？无论怎样的宗教，无论在什么年代，都能看到人类因为疾病、年老、贫穷而痛苦，无论有无信仰，每个国家都有强者、弱者、壮者、病者、穷者、富者的差别，不信仰神的人，生活却比其他人更为富足，有信仰的好人，有时看起来却没那么幸运。如果神是仁慈的，无所不能的，那同一屋檐下两个相信神的人，神又怎能让他们一人痛苦一人喜悦

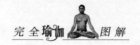

呢？他必定不会厚此薄彼。永远待在地狱或天堂的人，得不到慈悲的神的爱，这样的理论要如何接受？凡夫尚可原谅他的逆子，那无所不爱的、至上的神之父，怎么不能原谅他的子民呢？

我们的寿命也许有一百年，大概五十年会用于睡眠和做梦，再去掉婴儿期的潜意识状态，疾病和衰老来临时退化了的心智，以及不断被恐惧和希望拉扯如梦一般的日子，那留下来让我们去理解神之父的时间已经很少，也就是说用于进化到更高的存在状态的时间是很少的。大多数人，在能够相信神之前，就已经离开人世了。

短暂的一生中，没能让自己活出更高的境界，就要永远在地狱中受苦吗？还有解脱的机会吗？

要是只把神看作是造人的工厂，每天都制造了新的灵魂，把他们送到地球上来受苦，最后又把他们送回到地狱或天堂，如此往复循环，就看得太简单了。要是没有转世来生，那些知识啊、机构啊，像图书馆、实验室、教堂、寺庙等又有什么意义呢？为什么我们不抛弃现代文明，像动物或原始人一样去生活？为什么我们还要给这世界带来和平？为什么要通过我们的努力、意志、力量、慈悲和服务去消除痛苦？如果人离开肉身，就不会再回来的话，那为什么不用新型炸弹摧毁整个人类和其文明呢？倘若没有转世再生，就算世界被全球大战摧毁了，人类也不会失去什么。没有新的灵魂来到地球上，神不再把新的灵魂送到被辐射污染的地球上，所有的人、动物、植物也就不复存在了，他就可以休息了！如果用理性去回答这些问题，就必须接受轮回转世，业力定律，以及作用与反作用定律。

个体在不断试错中学习，在进步的道路上不断纠正其错误。不管是好是坏，每一个行动都会有后果，人未来的生活与境况，都由他当下的行动决定。人在每一世，都会从痛苦中学到更多，学得越多，就越会想要了解自己的存在、神及生命的意义。这是在他不断进化，超越了吃喝玩乐的低层人生哲学之后，才有的思考。

瑜伽哲学，能够回答人类所有的问题，还可以给出科学方法去超越这些问题和痛苦。它与任何宗教信仰都不冲突，真心想要寻找真相的人，都可以练习瑜伽。瑜伽中没有含糊的学说，即便是很少的努力，也能带给人知识、力量以及平静等方面的巨大回报。

第二章

人的三个身体及其机能

真我中包含一切潜能。

人在持续进化的过程中，会不断展现新的力量、新的品质，在不同的阶段，它们会运作和呈现在不同的层面。

当今，人们几乎都只在较低的层面上运作，只有极少数修为很高的人，能运作那些较高层面。但是即便未经开化的人们，也都一样具备运作所有层面的潜力。

身体中，以最低等、最粗显的方式呈现的是肉身。它虽然不够精微，但在个人灵性的成长阶段，是最不可或缺的。所以要好好照料身体——这灵魂的庙宇，它会成为你完美的工具。

观察我们的周围，每个人的身体开发程度因人而异。有强、有弱、有瘦的、有胖的……成熟的人有责任训练好自己的身体，让它尽量状态完美，来服务于我们的灵性追求。

瑜伽哲学有一条重要教导，就是引导心识智慧的运作，来照顾好身体。智者帕坦伽利（Patanjali）在《瑜伽经》（*Yoga Aphorisms*）一书中将瑜伽定义为"心识波动的中止"，"它可以通过生命之息①的控制及稳定的体式等不同方法达到，因为它们都与心识紧密相连"。

我们的日常经历都在证明着这方面的联系，沉浸于深度思考的人，呼吸会变慢，心识的波动和呼吸的节奏可成比例。窒息的人就没有了精神活动，直到恢复呼吸才可以恢复活动。身体死亡的时候，心识就完全消失了。所以，心识、生命之息和身体相互关联着，我们通过它们获得所有的经历。

瑜伽通过多种练习方式来领悟真我，调和心识的波动及生命之息，一切瑜伽之道，都有如下的准备：道德规范、对灵性成长的兴趣、规律的瑜伽练习。比如哈达瑜伽，首要是关注肉身的身体，心识在肉身之内，活动就受它影响，所以心识的纯净需要肉身的纯净。瑜伽通过身体的活动和生命之息的控制来洁净身体。

瑜伽可分为如下几个部分：

1. 身体内外的净化方法。

2. 体式的练习。

3. 契合法（Mudras，手印或身印）和收束法（Bandhas）的练习。它们和体式类似。练习印及收束法会产生一种像电流或电力的昆达里尼能量（Kundalini Shakti，也称为灵蛇之力）。

4. 通过瑜伽式呼吸方法来控制生命之气。

---

① 译者注：原文为Vital breath，译为生命之息，气息，呼吸等。

5. 通过切断感官知觉来平静心识的波动。

6. 进一步实现对心识的控制或专注。

7. 意守不同神经中心的冥想。这会让心识如被护着的烛火一般稳定。

8. 最终阶段，超意识。此时，小我与大我合一。

1、2、3的部分，是用于训练粗显的肉身。4、5、6的部分，是关于呼吸、静心、专注，是作用于意气身的。7这一步的冥想，是为了超越肉身和意气身的。在这个阶段，真我或者说意识运作于最精微的载体——因果身，这个层面上，自我和心识的活动有限，真我得以清晰地展现，并看清自身的力量和潜力。

到8的最终阶段，真我不再有遮盖，它超越了身体和心识的束缚，全然展现，此刻，个体与宇宙合一。

真我是没有分裂的整体，它活跃着的能量表现为肉体和心识，身心源自真我，也带来了个体意识，但它们依然是整体的一部分。所以，意识是一直不变的，肉体和心识作为它呈现的能量一直在变化。最终，个体会否定和排除身体和心识的遮盖，觉知到它的真实本质。

接下来，我们来看看灵魂借以运作的各个身体：

人有三个身体，都是纯粹灵魂（Atman）的载体，它们各具特点，又几乎不可分离。它们分别被命名为粗身（Stula），精身（Sukshma），因果身（Karana）。

粗身即肉身，为肉眼可见的密实身体。它包含土元素（即物质的层面）的物质粒子，是五分法世界体系的最低层面。它同其他四个层面的物质一样，具有五种级别，较低的三种分别是固、液、气三态的物质，较高的两种，是由物质层面的原子部分，以及密度不同的以太物质构成。

粗身部分被分为两个鞘，食物鞘（Annamaya Kosha）和能量鞘（Pranamaya Kosha）。食物鞘由固体、液体、气体构成，能量鞘由以太粒子和原子构成。人类的生命主要通过能量鞘来表现，在一些极端情况下，比如人被药物麻醉，或被催眠时，这两个鞘会发生短暂的局部分离。

能量鞘与食物鞘形态相似，也被称作食物鞘的以太双重身。它们在身体死亡的状态下最终分离。睡眠中，灵魂离开食物鞘，进入精身休息，不再接触肉身，尽管两个身体是连着的。

能量身（Pranamaya Sharira）和肉身形态相当，但并不被人熟知。人们知道能量鞘的存在，也产生了不少的迷信和探究。能量鞘由更精微的物质构成，与肉身完全对等，但特定条件下可以分离出肉身。灵性修为很高的人在超凡的能力下，可以分离，让能量鞘去漫长地旅行。

身体死亡后，能量鞘还会继续存在一段时间，有时活着的人会看到它，就是人们称之为鬼魂、幽灵等的东西。它肉眼不可见，唯有超透视能力的人可见。有证据表明，濒死者的能量鞘亲朋好友可看到，这也取决于观察者的精神状态。看到的人发现，随着死亡的逼近，能量鞘从肉身内升起，盘旋于身体上方，有一根细线相连。线咔嚓断掉时，肉身就死了，灵魂带着其他身体离开。

能量鞘是比肉身更精微的物质构成的，是灵魂的载体，

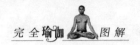

这一点要谨记。

人在睡眠中，或在去世后，吉瓦（Jiva）或者说个体灵魂，不再运作于物质层界（Bhu Loka 咘·洛伽），而是在更高的意气层界（Bhuvar Loka 咘瓦·洛伽）上运作，这个层界的物质更为精微。

在意气层界运作的两个载体，或者说身体，合为意气身（Sukshma Sharira）。一个由该层界的五级物质构成，是人类感情活动的层面。另一个是由斯瓦·洛伽（Swar Loka）或者说火层界中，较低层面的物质所组成的，通过这一载体，人们实现思考的能力。这两个载体协同运作，直至最终分离。它们联合被称为意气身，或者心意鞘（Manomaya Kosha）。

个体会在意气层界和下一层界停留，停留时长由个体前世生活所决定。之后，最终的分离会发生，情绪体也会在这个时刻消融。然后个体会来到下一层界斯瓦·洛伽，这时留下的仅剩真正的思考载体。

个体的前世生活是否纯洁、有多高尚，由此获得相应的在斯瓦·洛伽停留的时间。然后这思考载体也会瓦解，去往下一层界玛哈·洛伽（Mahar Loka）。玛哈·洛伽存在于种子身中火（Agni）的三个更高的层面中。

这一层面的载体是智性鞘（Vijnanamaya Kosha）——卓越知识体。它是相对永久的，在亿万年前，从动物进化到人类时就开始形成，随着物质层界的肉身的成长，它多少也在成长。

人从智性鞘获得的知识，和心意鞘获得的知识有着显著不同。后者是反复推理的结果，推理易出错，不稳定情绪下的推理更易出错。这也是心识纯净与不纯净的区别。

伟大的圣哲斯瓦米·悉瓦南达在其所著的《吠檀多导论》[①]中这样阐述："冰代表着肉身，水代表着精身，水蒸气代表着种子身。"

肉身由五大元素土、水、火、风、空组成，具体是淋巴、血液、皮肉、脂肪、骨头、骨髓等，在梵文中称"戴哈"（Deha[②]）。肉身随着年龄的增长而衰退，经历出生、成长、变化、衰退和死亡各阶段。

精身，即意气身，由19个要素组成，五大行动器官，五大能量，五大认知器官，还有四大内在工具，即头脑、智力、潜意识和自我。意气身，带领我们经历苦乐，它会在与神合一的解脱状态下解体。

种子身，被称为Karana Sharira或者因果身，它是那没有开端且不可描述的无明（灵性的无知），它是粗身（肉身）及精身存在的本因。

真我被五大层鞘覆盖，像枕套包着枕芯，身体、能量、心意、智力及种子身包裹着灵魂。这五大层鞘分别为食物鞘、能量鞘、心意鞘、智性鞘和喜乐鞘。

食物鞘在粗身中，它由五大元素土、水、火、风和空组成。它由食物构成，最终又会变为食物，因为身体死后，会成为动植物的养料。

---

① 译者注：原书名为 *First Lessons in Vedanta*。
② Deha，意为灵魂的包被。

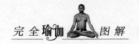

能量鞘，由能量和五大行动器官组成。心意鞘，由头脑、潜意识和五大认知器官（Jnana Indriya）构成。智性鞘，由智力和自我构成，与五大认知器官（五大感官）一起运作。最后一个是喜乐鞘，它能让个体灵魂体验到善行带来的结果。睡眠的喜悦、欢乐、平静及安宁，都是通过喜乐鞘而获得的。通过行好为好，我们体验到喜悦。

喜乐鞘有三个特性：欢喜（Priya），看到某个对象时体验到的欢喜；然后是大喜（Moda），得到喜欢东西时感到的大喜；最后是极喜（Pramoda），享受了喜欢的东西后体会到的至上的喜悦。

五大层鞘分别属于三个身体，肉身包含了食物鞘，意气身有能量鞘、心意鞘和智性鞘。因果身内是喜乐鞘。

人醒着的时候，通过肉身运作，此时五大层鞘都在运作。做梦的时候，肉身不运作，其他四个鞘会运作。沉睡的时候，只有喜乐鞘在运作。

肉身的属性是存在、出生、成长、变化、衰退及死亡，能量鞘的属性是饥、渴、热、冷。心意鞘的功能是思考、怀疑、愤怒、情欲、兴奋、压抑、迷惑等，智性鞘是分辨和决断，体验幸福感的是喜乐鞘。

物质层鞘包裹了心识，或认为这一切都是大脑的反应，那就无法体悟到身体和层鞘了。灵魂在不同的心识状态下，会在不同的身体内运作。无可否认，灵魂有更精微的身体的存在。

下面的章节里，我们会给出运作不同身体（载体）的科学方法。

瑜伽科学始于史前时代，那时候，人类过着自然的生活，没有现代文明的影响。印度的先哲们，看到每个人都在经历生老病死的痛苦，于是着力于应对这些状况。现代人的身体和心识都弱化了很多，学习瑜伽更是当务之急。

瑜伽科学分身体和精神两方面，认为健康就是没有疾病和衰老，衰老、死亡都是由疾病带来的结果。瑜伽主张从根源上去除所有疾病，而不是像普通医学那样在症状上着手。

瑜伽推崇自然合理的生活方式，如果按规范来练习，每个人都能受益。倡导人们从非自然的生活习惯中走出来，回归自然。瑜伽是古人为身体的完善所做的练习。

有的人看到瑜伽士在训练身体上投入关注、时间与精力，就贸然断定瑜伽只是一种以"头倒立"为代表的体育锻炼方法。

瑜伽哲学所教的是：人并非他的身体，而是那永恒的真我，真我驻在身体之内，运作着人的一切。人们心识的进化程度不同，但对真我都有某种程度的觉知。

《薄伽梵歌》中写道，身体如同衣服，当衣服穿坏了，真我便脱去旧的，穿上新的。人在发展进化的阶段，通过肉身来表现和成长是至关重要的，瑜伽士给予肉身极大的关注，但终会超越肉身，将其带到心识的支配之下，并运用身心，为更高的灵性追求服务。

古代印度的圣哲们，因了解肉身的机能，而超越肉身层面，在更精微的身体中运作。有关心识的奥秘、功能，也正

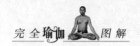
在被东西方研究此类课题的人们接受。现代心理学，远不及古人对于心识的认识。很多心理学家和科学工作者并不能清晰地理解身心灵、心之间的区别，只在外在做实验，不向内去平复念头，观察心识和真我，自然是不能体悟它们的。

第三章

身体的瑜伽式清洁
——瑜伽清洁术

真我的显现程度与身心的发展成正比。

瑜伽总结出了训练和发展身心的各种方法，将身体训练有素，健康强壮。心识专注，发现它潜藏的各个层面，唤醒内在的灵性力量。

通过对瑜伽的深入了解，会发现心识是身体中更为精微的部分，身心相互作用。

发怒的人心中怒火影响到身体，双眼发红，双拳紧握，面目很凶。多数人的心识没有得到过开发，被身体完全控制。这就是控制心识的能力很弱，因为身体在主导。

通过控制身体，我们能训练心识，事实证明身心是相互作用、相互依存的。

例如休克疗法，会对精神问题有所缓解。一位精神科医生偶然发现，得了伤寒的精神病人，精神问题的症状就消失了。后来给精神病患者做了微生物实验，通过注射导致他们发烧，结果发现了这种疗法。实验中，梅毒性精神错乱患者

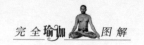

在注射疟疾疫苗之后，取得了惊人的效果。从诸多实验中，总结出了休克疗法。

还有些实验注射了外来的血液等，激发病患的身体产生强烈反应，帮助病人解除了精神的紧张，这也显示身心是相互联结的。

借助身体锻炼，可以充分控制身体，然后才可以训练心识。心识的训练会提高专注力，学会驾驭内在力量，发现那些构建整个世界的基本单元。

多维的宇宙，是源于这个基本单元而产生的。科研的终点就是要找到它，那衍生出万物的唯一智慧。

瑜伽主要是心识方面的训练，包含着身体锻炼。对身体的调控从清洁术（Kriyas）开始，首先是排除体内积聚的毒素。

身体不断在排出各种废弃物，肾脏排出尿酸，它是来自血液的废弃物。发汗排毒，各种孔窍，发汗、大小便和呼吸，都排出了体内的浊物。否则，人体内会充满各种毒素，给人带来疾病。

瑜伽非常关注那些无法排出体外的废弃物，清洁术就是利用身体的自然机制，由瑜伽辅助器官排出废弃物的方法。

我们通常的清洁是每天清洁皮肤，保持毛孔的干净通透，每天刷牙等。瑜伽清洁术是对体内那些通常被忽略的重要部位进行清洁。它的净化方法科学卫生，一些关注不够的部位，引起的小病小患，它都可以去除。

清洁术有六种，可用来净化呼吸系统、食道、胃、眼睛和结肠。这些练习对于虚胖和痰湿体质的人特别适宜。这六种清洁术的名字分别为道涕（Dhauti）、巴斯蒂（Basti）、涅涕（Neti）、瑙力（Nauli）、差塔卡（Tratak）和圣光调息（Kapalabhati），对应着胃的清理（Dhauti）、结肠的清理（Basti）、鼻腔的清理（Neti）、腹部器官的清理（Nauli）、眼部的稳定凝视练习（Tratak）以及呼吸系统的净化（Kapalabhati）。

道涕Dhauti分四种：1. Antar-dhauti，内部清洗法；2. Danta-dhauti，齿部清洁法；3. Hrid-dhauti，喉部清洁法；4. Moola-sodhana，直肠清洁法。

此外，内部清洗法，又分为四种：1. 风净化；2. 水净化；3. 火净化；4. 布净化。

这种道涕难度很高，需要专家的指导。关闭会厌软骨，把空气吞入胃里，需要训练。闭合会厌软骨，然后突然用力，把少量的空气压入胃里。停留片刻后，再次重复，直到胃里充满了空气。这时再慢慢把空气同胃里的浊气一起嗝出。

水净化

饮入大量盐水，然后抖动腹部。接着收缩胃部，把手指放到舌根，刺激它直到水被吐出来为止。在梵文中，这被叫作Kunjar Kriya。

火净化

盘腿而坐，深吸一口气，然后用力呼气，尽可能排空肺部。呼气后，不吸气，屏息片刻，横膈膜会自然地提向胸

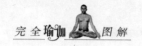

腔，可以控制腹部肌肉。横膈膜保持提升，持续快速地向内向外收放腹肌。把肺部空气排空，收放腹肌15到20下，不要吸气，这是一轮练习，每天可练习10轮。

这个练习会刺激肝脏、脾脏、肾脏及胰腺，减少腹部脂肪，消除便秘。

布净化

消化道是自口腔延长至肛门的管道，由口腔、咽喉、食道、胃、小肠、大肠组成。消化道的大部分位于体腔的腹侧。

从食道和胃中排出黏液及其他废弃物，这种净化法至关重要。消化道的构造大致如下：

1. 黏膜层：其中包含众多腺体。

2. 黏膜下层：由疏松结缔组织构成，腺体穿过黏膜层进入这里，还有主要的血管。

3. 肌层：多层平滑肌组织。

4. 外膜：由纤维组织构成。

胃是消化道当中最粗大的部分，和食道相连。胃内壁表面有许多褶皱，它的形成是因为肌肉的运动和粘膜下层结构舒松。胃的内壁被食物或残渣覆盖，残渣积存，会让人感到胃机能钝化，食欲不振。

急性消化不良通常是摄入了胃难以忍受的食物，或是饮食过度刺激胃壁，或食物在胃中变质。夏天摄入已经变质的食物，或饮酒，会使胃壁肿胀发红，大量的黏液覆盖，有时还会出血。

轻度病例表现为不消化、腹部不适、头痛、抑郁、恶心、打嗝、呕吐等。呕吐是排出胃中多余物质和黏液的自然方式。

消化不良，也是一种常见病。发生在饭后的消化困难或消化时有疼痛，明显症状就是腹部不适或者疼痛，从轻微的沉重到难以忍受的剧痛，有时候呕吐能帮助缓解。

胃下垂这种病多发于女性，一点食物就会产生饱腹感，吃一口就没食欲了，身体无法将食物和消化液从胃送到小肠。胃部下垂导致滞胀和压迫，小肠首段的十二指肠臃胀，十二指肠吸收的营养，可能已经是有毒的，再导致头痛、头晕、恶心和食欲不振。

不能保持胃的洁净和健康，它就会成为产生疾病的主要器官，做瑜伽的清洁术练习，对保持一个良好状态的胃甚有实效。

布净化是这样进行的：取一条细软平布，宽约8厘米，长约4.5米，布边不能有松散线头。肥皂洗净，浸在温盐水中，挤干水分从一头一点点吞下。第一天只吞30厘米，停留几秒之后慢慢拉出。第二天吞入的长些，停留几分钟后，再慢慢拉出。这样，一点一点来，你就可吞下整条布。手要牢牢捏住布的末端，停留约两分钟，动作不要急促，动作粗糙会伤了喉咙。完成之后，喝一杯牛奶，润润喉咙。这个练习在早上空腹时做更好。

这个练习每四天或每周一次就足够了，循序渐进，不会造成任何伤害。最初两三次尝试都会有想吐的感觉。完成后

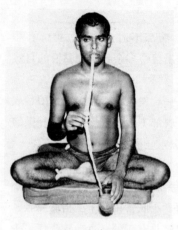

图1 布净化

立刻把布用肥皂洗净晾干。

对虚胖和痰湿体质的人，这是一种绝佳的练习。持续练习可以治疗胃炎、消化不良、胃脾的疾病、黏液和胆汁分泌失调等。

同时吞少量的盐水，这会润滑食道和喉部，使纱布更顺畅地移动。

安全起见，在清晨空腹时练习这个清洁术，最好有老师的指导。

齿部清洁法（DANTA DHAUTI）

Danta dhauti是牙齿的清洁，文明人通常都会做。在清洁牙齿的同时，也要按摩牙龈。这能强固牙龈，把不纯物从牙龈的孔隙中挤出。

喉部清洁法（HRID DHAUTI）

清洁舌头和喉咙，把食指、中指和无名指并排伸入喉咙，仔细搓搓舌根，然后漱洗一下，这样重复几次。用盐水漱口可防止喉咙感染。

咽喉炎伴有咽喉红肿和多痰，原因包括受寒，扁桃体炎和鼻炎扩散到喉咙。吸烟，长时间处于多尘、多烟和气味刺激的环境，大气环境的影响亦可能导致喉咙不适。咽喉可能剧烈疼痛，包括耳痛，这是由鼻子到耳朵的通道堵塞引起，每天在清洁牙齿和舌头的时候一起进行喉部的清理很重要。

右手大拇指按搓前额靠近鼻梁的凹陷部位，治疗因黏液质紊乱产生的疾病，净化神经系统，提升洞察力。还治疗各种腹部疾病、脾肿大、皮肤病以及黏液和胆汁分泌失调等。

耳部清洁法（KARNA DHAUTI）

身体失调会影响通向耳鼓的耳道。净化法可消除感染并预防复发。坚硬的耳垢，用注射器或棉球注入微温的水去除，清洗太频繁可能有害。绝不要把任何东西放进外耳，像金属丝、牙签和耳勺等，因为耳部的组织最为脆弱，可能因此受到严重损伤。

直肠冲洗法（MOOLA SODHANA）

直肠冲洗法，是用水来净化降结肠末端。在"Basti（结肠的清理）"部分会加以说明。

鼻腔的清理（NETI）

涅涕清洁术，是清理呼吸系统中的鼻腔通道。鼻和咽喉是呼吸系统与外界连接的通道，咽喉有一部分由呼吸系统和消化系统共用。

呼吸系统由喉、气管、支气管及肺组成，协助空气与血液的接触，形成体内气体的交换。

呼吸空气的同时，也吸入了尘埃和细菌，为阻挡异物进入肺部，大自然为我们设计了过滤系统。鼻毛拦下了大颗粒

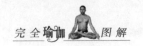

的尘埃，黏膜层的纤毛会拦截微粒子和细菌。鼻纤毛运动一致，去除黏膜表层的液体和粒子，空气通过鼻腔时，接触到鼻黏膜变得温暖而湿润。

鼻黏膜是鼻腔的内壁组织，从疾病防治角度看，它是最重要的组织。鼻黏膜是人体内最敏感的组织之一，擦伤会给人带来相当多的麻烦。鼻黏膜经常会轻微感染，尤其是在鼻毛的毛囊和毛根部位。葡萄球菌和链球菌这些致脓细菌，接触受损组织后就进入人体内部，引起的感染可能最终会扩散到全身。

瑜伽士使用绳线、水和空气等作为辅助，清除鼻腔和鼻黏膜的异物，同时预防感冒，维护嗅觉神经的健康。

这里简述一下鼻道和咽的构造，便于学生科学运用清洁术。鼻子和咽不能真正算作呼吸系统的一部分，但为了方便陈述姑且如此界定。

咽的一个部分被消化和呼吸系统共用，喉是空气的通道，也有发声的作用。很多参与呼吸的器官，还有其他功能。

鼻腔被鼻中分隔为两个鼻孔。鼻腔顶部主要由筛骨的筛板构成，底部由上颌骨腭突和颚骨水平突构成。骨膜和黏膜覆盖着鼻腔的内壁。

咽部也是一个要点，呼吸和消化系统共享咽的一部分。咽是个竖直的管道，上至头骨底部，下至食管顶端。它前通鼻腔，在鼻腔下面通到口腔，在口腔下面则与喉腔相通。

鼻腔和口腔相通，我们用特殊的线绳来做清洁。线绳的一半长度应该要有硬度，以穿过鼻腔，来到喉咙底部。然后在手指的帮助下，把线绳从嘴巴中拉出来。绳子通过鼻腔、咽和嘴巴的时候，它的后一半足够柔软，可以沿途吸收和去除积存下来的各种异物。这叫作线清理法。

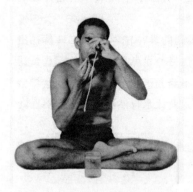
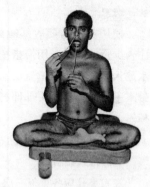

图2 线清理法　　　　　　　图3 线清理法

假如找不到这种特殊的绳线，可以用在任何药店都可买到的那种橡胶导管。绳线或导管使用前都必须进行杀菌消毒，使用后亦须完全洗净。放入鼻孔之前，要先在温盐水里浸一浸。

首先拿起绳子硬的那端，弯成弓形，用食指和拇将捏着，先放入右鼻孔至几厘米深，然后拉出，再用同样的方法伸入左鼻孔。

最初的几天，会大打喷嚏，这是正常的。但随着不断进步，喷嚏会渐渐平息。这时就更容易把绳线尽量深地送进喉咙，感觉绳子到舌根时，就用食指和拇指捏住线头从嘴巴中拉出来，一直到整根线都穿过鼻孔。在老师的指导下，只要

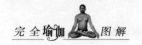

经过几天的练习，就能完美掌握这个技巧。

还有一种简单的鼻部清理法，练习起来没有任何困难。这种方法使用温盐水。可在一杯温水中加入一茶匙普通的盐，均匀搅拌。

使用在任何药店都能买到的鼻冲洗器，向一只鼻孔里注入少量的盐水。用拇指按住另一只鼻孔，然后仰起头，让水流入喉咙，从口里流出。不要尝试把水吸入鼻子，这样会带来不适感。保持头部仰起，就让水自然流入口中，然后吐掉。

这时，还会有少量的盐水残留在鼻道里，通过用力呼气，立即将其喷出。

左右鼻孔应各重复三次。

做这个练习可以去除普通的伤风感冒。清洁后呼吸更畅快，接下来做呼吸练习会很好。这种方法不仅能除去鼻道和喉咙的异物，因为它刺激眼部和鼻子的血管，会提升视力。

眼部的稳定凝视（Tratak）

差塔卡的练习就是不眨眼睛、稳定地凝视一点或者某个物体。它也是六种净化法之一，主要在于培养专注和集中心念。对学习哈达瑜伽、智慧瑜伽、虔信瑜伽和胜王瑜伽很有助益，对于提高视力也很有帮助。

接下来将解说差塔卡的三种练习方式。

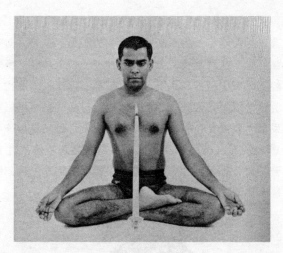

图4 烛光凝视

练习方法：

方式1：烛光凝视

把点燃的蜡烛放在身前一米远的地方，烛焰的高度同眼睛成水平。坐正，保持脊背的直立和身体的放松。

不要眨眼睛，稳定地凝视着烛焰1分钟。1分钟后闭上双眼，放松眼部肌肉，在眉心处观想烛焰1分钟。然后睁开眼，再次凝视烛焰一会儿，然后再次闭眼休息。可以这样重复练习至5-6分钟，逐渐将凝视时间从1分钟增加到3分钟，用相同的时间来放松眼睛。这个练习能刺激神经中枢，培养专注力，增强视力。练习要循序渐进。

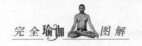
完全瑜伽图解

方式2：前额凝视（BJRUMADHYA DRISHTI）

高阶练习者，是将眼睛半闭，朝眉心第三眼的方向看，以专注心念。这种凝视刺激了嗅觉神经和视觉神经，唤醒自主神经系统和中枢神经系统，舒缓脑神经，让心念专注。他们认为这个练习作为呼吸练习很有效，对唤醒昆达里尼能量颇有助益。要避免让眼部肌肉过度紧张，长时间自行练习可能会影响眼部肌肉和神经系统。鼻凝视的练习也应注意这点。开始时，练习1到2分钟，然后慢慢增加到10分钟，练习的时候不要冒进。

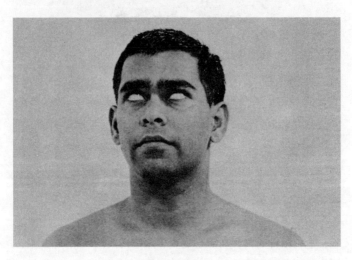

图5　前额凝视

方式3：鼻子凝视（NASAGRA DRISHTI）

舒服地坐好，身体放松，凝视鼻尖1到2分钟。练习中避免过度紧张。如果感到疼痛或疲劳，就闭上眼放松眼部肌肉。重复练习和放松几次。这个练习通过将全部注意力集中于鼻尖，再通过鼻尖将注意力聚集到中枢神经系统，以此来强化眼部肌肉，提升专注力。

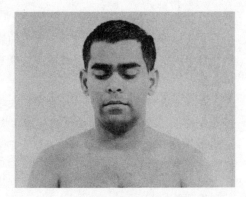

图6　鼻子凝视

做前额凝视时，眼球朝上，而做鼻子凝视时，眼球朝下向鼻尖。对有些人而言，鼻子凝视比前额凝视容易做；还有些人的情况恰恰相反。可以按照你的老师的指导去选择任意一种凝视训练。

横膈膜式呼吸练习（KAPALABATI）

Kapalabati圣光调息是鼻道和肺的清洁术。它既是清洁术，又是呼吸法（呼吸练习）的一种。

它专门用于控制横膈膜的运动，消除支气管痉挛。对哮喘患者非常有益，还有助于治疗结核，清除血液中的杂质，强化循环系统和呼吸系统。

圣光调息刺激体内每个组织，练习中和练习后感受到一种独特的振动和喜悦，在脊柱中枢区域尤其明显。激活了生命神经的电流之后，整个脊柱像一根通电的电线，人可以感

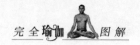

到神经电流的活动。

它能够排出大量的二氧化碳，吸入的氧气进入血液，带给全身组织新的活力。此外，横膈膜持续不断的上下活动还可刺激胃、肝脏、胰脏。

在学习更高级的呼吸法，比如风箱式呼吸法（Bhastrika Prananyama）之前，掌握圣光调息是非常重要的。在气脉（Nadis）净化之后，风箱式呼吸被认为是唤醒灵性能量的最佳呼吸法。

练习方法：

选择舒适的坐姿，最好是采用莲花坐姿。深呼吸几次。确保横膈膜可以运动自如（关于横膈膜的运动，在呼吸法的章节中将详细说明）吸气时，横膈膜向下移动，腹部前凸。呼气，横膈膜向上推向肺部，腹部贴向脊柱。横膈膜持续不断地这样上下运动，将空气吸进压出。这个练习的注意力更多地集中在呼气上，而不是在吸气上。

腹肌突然的收缩，推动横膈膜上移，大量空气挤出肺部。这便是腹肌向内的一泵。空气一被挤压出去，就放松腹肌，这就能让横隔膜下降。随着横膈膜向下移动，大量的空气自动地冲入肺部。这个练习中，吸气是被动的，呼气则是主动的。

开始练习时，每轮做10到15次喷气。10个喷气结束后，深吸一口气，然后尽量长时间屏息。这样做会增加氧气的利用，带给全身愉悦而特别的振动，就好像让身体的每个组织都洗了能量浴。只要练习数日，这种绝妙的刺激的感受就会使你信服。

开始时练习三轮，每轮连续10次喷气，然后逐渐增加至5或6轮。经过几周的练习，增加到20至25次。在连续几轮的练习中间，可以正常地呼吸来休息。

练习时，可以把意识集中在太阳神经丛。最终，神经系统会变得充满了灵性活力。这个变化会呈现为脊柱中的脉动感以及全身的轻盈感。

收腹收束法（UDDIYANA BANDHA）及瑙力（NAULI）：腹部收缩

收腹收束法和瑙力（腹部搅动按摩）等练习可以强化腹肌，去除肠胃及肝脏的迟缓。腹壁的肌肉保护腹内脏器，辅助调节呼吸时的胸腔内压。这些肌肉还帮助排尿或者说清空膀胱、排便或者说清空肠道。腹壁肌肉共六对。

腹部脏器有重量，因为人类是直立的，这个重量就压向了下腹部和骨盆连接线的腹侧。站立的时候，腹壁这一侧任何薄弱处都会受压。

这些薄弱部位包括腹部腹股沟环、皮下腹股沟环、肚脐和股环。由于内脏的压力，这些部位会成为疝气的发生处。这些部位中出现裂口，器官经由这裂口（疝环）脱出，就是疝气。腹肌力量变弱时，任何增大腹内压力的动作，咳嗽或举重物，都可能引发腹部疝气。

如骨盆和脊柱是固定的，腹肌挤压胸廓下部来帮助呼气。如只有骨盆是稳定的，胸廓前屈，两侧的肌肉就会一起起动；如果一侧肌肉收缩，躯体就向这一侧弯曲，向另一侧扭转。因此，腹部肌肉的运动取决于固定点；通过改变上述肌肉就可以相应地改变动作。读者可以尝试以上动作来验证一下。

收腹收束法和瑙力是强健腹部肌肉的最佳练习，有助于身体排除废弃物，还能促进血液循环。

练习方法：

练习收腹收束法，首先必须强力呼气清空肺部，横膈膜会上升到胸腔内，把肠道和肚脐向上向后提升，腹部就会升向胸腔并紧贴后背。练习时可用站式或坐姿，站姿中，双手稳稳放在大腿上，双腿分开，躯体稍向前屈。不要收腹太长时间，能不吸气地舒适地外屏息多久，就保持多久。反复练习5至8次，中间可以短暂休息。

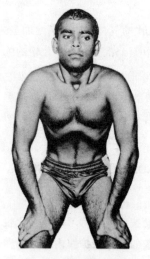

图7　收腹收束法站姿

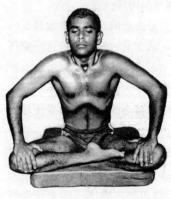

图8　收腹收束法坐姿

瑙力：控制腹部肌肉（NAULI KRIYA）

只有先彻底掌握收腹收束法，才有可能来做这个练习。因为腹部不同肌肉都需要能够被自如地驾驭，初学者得花些时间才能掌握。练习的目的是让腹部脏器和肠胃（即消化系统）得到刺激，焕新及活力。

练习方法：

采取站姿练习收腹收束，保持这个姿势，收缩左腹和右腹，放松腹部中央。这样会使腹肌形成一条直线。这就是中央收缩（Madhyama Nauli）。

掌握了中央收缩之后，下一步就是分别控制左右腹肌。这就叫左、右收缩（Vama 和 Dakshina Nauli）。除了手必须更有力地压向大腿以外，练习方法与中央收缩是一样的。如果左侧收缩，那么左手压下大腿，躯体稍稍向左前方倾斜。做右侧收缩时，练法正好相反。

所有这些练习，收腹收束、中央收缩及左右收缩，统称腹肌的搅动、旋转。腹部搅动就是在收腹收束时依序快速完成从中央收缩到左收缩，再到右收缩的训练。综合上述这些练习，可达到对腹肌极好的控制。

这些练习的成功与否取决于腹肌的状态。在练习收腹收束和瑙力之前，必须按照本书中提到的其他瑜伽练习来消除过多的脂肪。

一些人腹肌非常紧，与是否有脂肪无关，这一类人在肌肉放松之前，是很难进行这个练习的。第二类人，腹肌较松

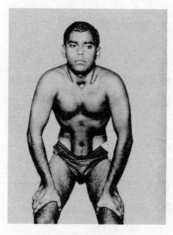

图9 站姿中央收缩

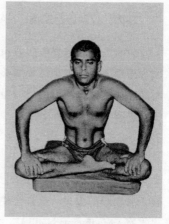

图10 坐姿中央收缩

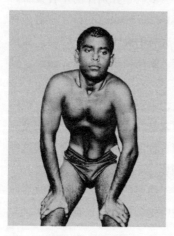

图11 站姿左收缩

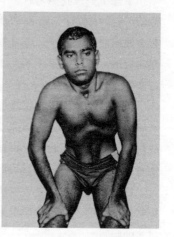

图12 站姿右收缩

弛，他们在短时间内就能控制腹肌。

巴斯蒂：大肠的净化（Basti）

大肠分为盲肠、升结肠、横结肠、降结肠、乙状结肠以及直肠。

囊状的盲肠在回肠和结肠的连接处向下垂挂着。阑尾附在盲肠上。升结肠从盲肠延伸至肝下，在肝处弯曲变为横结肠段。横结肠横穿腹部，弯曲后变为降结肠段。降结肠和直肠的中间为乙状结肠。直肠始于乙状结肠的末端，其管道长于自身，超出的部分就是肛管部分。

结肠内有大量的运动，仅次于小肠蠕动波。人的乙状结肠由下至上慢慢积满粪便。直肠直到排便之前都是空的。食物残渣大约需24小时才能到达直肠。

食物在到达小肠末端的回肠括约肌时，消化产物的吸收基本完成。不过，如果摄入了大量的水果和绿叶蔬菜，那么很多未被吸收的食物就会来到大肠，其中的一小部分可能在大肠中被吸收，其余的将和粪便一起被排出体外。

大肠对于食物成分的吸收远比小肠慢得多。有的时候，在灌肠之后，一些食物会倒流回小肠，在那里又被吸收。对于便秘或者有其他肠部疾患的人，建议用自然的方法清洁结肠，这个方法叫作巴斯蒂。

练习方法：

巴斯蒂的净化过程，是在肠道造成负压，把水吸入结肠达成的。我们都知道灌肠的目的和做法。灌肠和巴斯蒂的不

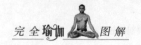

同在于前者利用水压，而后者利用自然产生的负压，不需任何外力。这个负压状态是通过控制中央腹肌的瑙力产生的，书中在其他部分有描述。

在浴缸中放好水，坐在里面练习瑙力，在肠道内形成负压，水被吸入大肠。为了保持括约肌在打开的状态，可将一根约四寸的小管子插入直肠。水被吸入大肠之后，就立刻抽出管子。做几次腹部搅动（瑙力），黏液和其他废弃物就可以同水一起从大肠排出体外。

这种净化法能强化腹肌，治疗泌尿和消化紊乱及慢性便秘等。

从出生到死亡，每日排便这个问题非常重要。慢性便秘容易诱发各种各样的疾病，所以应该加以关注。便秘的原因有以下几点：

1. 未能注意到排便的欲望。

2. 食物残渣不足以行成大便来刺激排便活动。

3. 食物中蔬菜、水果不足。

4. 饮水不足，造成水分不足。

5. 排便的特定肌肉薄弱。

6. 惯用泻药是便秘的常见原因之一。因为泻药的刺激使结肠收缩、变紧，或者因过度刺激使结肠肌肉变弱。现在的泻药做成像糖果、巧克力这些诱人的形式，应该完全避免使用。童年常用这样的泻药，是成年后患顽固性便秘的主要原因。

　　人们采取不同的方法来缓解便秘。用泻药会损害结肠，刺激性灌肠也同样有害。

　　练习巴斯蒂——瑜伽式净肠法来清洁肠道则没有这样的刺激。腹部收缩后形成了真空，进而将水吸入结肠，所以不会造成损伤，也不会出现过度灌水。而且，这还是一种完全天然的疗法。

　　巴斯蒂可每周进行一次，或每月二次。

　　这是瑜伽清洁术的最后一个练习。通过这些方法，我们几乎可以把一切毒素从体内排出。

　　接下来，我们将进入瑜伽练习的第二个阶段，也就是瑜伽的体式练习。

第四章

瑜伽与体育运动的区别

前一章，我们介绍了人体各系统精细的净化方法。

一些现代的健身方式，是通过机械性的运动和练习，达到增强肌肉的目的。瑜伽士将身体看作自我完善的工具，瑜伽练习能完善身体，也能拓宽心智能力，瑜伽士甚至可以掌控身体中的非自由肌。

瑜伽和一般运动最根本的区别在于：一般运动着重于肌肉的剧烈运动，而瑜伽认为剧烈运动会在肌纤维中产生乳酸，带来疲劳。肌纤维中的碱及吸入的氧气，可以中和乳酸及其带来的疲劳。

现代体育运动者认为：要减少运动产生的疲劳，需努力增加氧气的吸入量。相比而言，自古就有的瑜伽体系，要优于它。

强健的肌肉并不代表健康。真正的健康，是在心识智慧的"统领"之下，所有器官都完美地运作。

肌肉的快速运动，会增加心脏负担，而瑜伽的动作都是缓慢渐进的，配合着恰当的呼吸和放松。运动着的肌肉产生二氧化碳和其他代谢物，这些代谢产物过量会刺激心脏，让心脏更用力地搏动。

运动时心脏的血液回流比休息时更多，这是因为骨骼肌的收缩增加了静脉血液的回流。肌肉收缩对血管产生压力，推动血液流动，静脉中的瓣膜防止血液回流，在受到活跃肌肉的挤压时，血液必须流向心脏。心脏内血液增多，会产生心脏肌纤维的拉伸，会有更剧烈的收缩。这就意味心跳更强，更多的血液被泵出心脏。因为肌肉的拉伸，带来心脏更有力的收缩，是生理学家斯塔林（Starling）发现的，这一规律被称为心脏斯塔林定律。

心脏，是人体最重要的器官。在胚胎期，神经系统尚未发育到心脏时，心脏就开始搏动了，一直工作到生命的最后一刻。所以，避免增加心脏负担很重要。

运动的主要目标是增强循环，增加摄氧量。这通过脊柱和不同关节的简单运动，再配合着深长的呼吸即可达到，而不需要剧烈的肌肉运动。我们简单看一下在剧烈运动和适度运动（比如瑜伽练习）中肌肉的机能。

当肌肉收缩时，糖原被降解为乳酸，释放出更多能量，用以将无机磷酸盐和（或）有机化合物合成为有机磷酸盐。乳酸的五分之一会氧化为二氧化碳和水，再次释放能量。这些能量将所剩的五分之四乳酸重新变为糖原。如果肌肉无法获得足够的氧气，就无法氧化足够多的乳酸，疲倦就会产生。乳酸积累太多之后，肌肉会暂时失去收缩的能力。在剧烈运动的情况下，即使呼吸加深加快，也不能吸入充足的氧气以满足肌肉所需，缺氧就会产生。缺氧量是肌肉运动所需

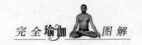

要的氧气量和实际所获得的氧气量之间的差额。所以，在运动结束后，我们的呼吸依然比平时放松时更深更快，这就是为了补偿缺氧量。

适度运动时会如何呢？在诸如做家务、中速步行等运动开始时，骨骼肌变得更为活跃，血液带着更多的氧气和燃料补给肌肉，肌肉活动增加，肌肉的代谢也增加，代谢增加产生更多热量。肌肉温度的提高会降低其黏度，提高其运作效率。体温可能并不会显著提高。升温的血液离开这些肌肉，不久就会到达下丘脑的退热中枢。体表血管反射性扩张，逐渐散热。

肌肉的代谢量增加，葡萄糖氧化量也增加，产生二氧化碳。增加的二氧化碳会扩散到肌肉纤维中更小的血管内，放松这些血管的管壁。这些血管持续扩张，更多血液更快速地流经这些骨骼肌。

血液中增加的二氧化碳，不只带来局部反应，还有助于平衡循环系统和呼吸系统的负担。二氧化碳到达心脏后，刺激心肌更有力地收缩，增加心脏每搏输出量。

血液中二氧化碳浓度增加，流经髓质，刺激呼吸中枢有节律地发送神经冲动，提升神经冲动的频率，冲动信号抵达横膈膜和肋间肌，带来有力的肌肉收缩，加深呼吸。

血管收缩的中枢受到刺激，将神经冲动传到腹腔小动脉。腹腔小动脉的收缩增加外周阻力，使动脉血压上升。血液从腹部器官分流到骨骼肌的扩张血管，骨骼肌收缩的程度增大，静脉的挤压变强，心脏血液回流更快。呼吸泵也是这般原理，呼吸越深，就意味着胸腹腔内压力波动越大，胸腹腔内大静脉的交替伸缩力度就越大，回流到心脏的血液也就越多。

心脏血液回流量增大，心肌收缩力就强，每搏的输出量变大。心跳加快，心肌收缩增强，单位时间内的血液输出量也相应升高，血压上升。更深更快的呼吸，会彻底排空肺部。呼气排出大量的二氧化碳，降低血液中二氧化碳的浓度。二氧化碳太多会导致血液的酸度上升，带来危险。

运动中的肌肉温度会上升，葡萄糖更快更多地被氧化，消耗血糖。血糖浓度与肝糖原达到平衡，血糖浓度下降时，肝糖原会分解为葡萄糖，释放到血液中。肌肉消耗越多的血糖，就会有越多的葡萄糖从肝脏释放到血液中。葡萄糖分解中形成的部分乳酸也进入血液，被运送到肝脏，在那里被合成为肝糖原。所以，给活跃的肌肉提供燃料的机制是恰当的。在进行适度运动时，氧气的供给可以跟得上氧气的消耗，不会带来缺氧。唯一的结果就是碳水化合物储备的消耗，以及对用以重建运动过程中分解的细胞的蛋白质需求的增加。

在开始剧烈运动时，一般人们心理和情感上也有相应的准备。之前的经历带来的记忆和情感，特别是在此项运动包含某种形式的竞争时，会刺激神经系统，来到更兴奋的状态。这有助于身体准备好迎接即将出现的挑战。主观的情绪变化可能会带来身体自动反应：脉搏加快，呼吸变急，瞳孔放大等，在这时都非反常。

之前描述的那些适度运动中的很多变化，在剧烈运动中同样会发生，差异主要是程度上的，而不是类别上的。同适

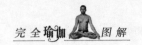

度运动相比，心跳会更快，血压更高，呼吸更快更深，循环时间也更短。

肾上腺皮质可能会释放出肾上腺素，促进呼吸和循环上的变化。肾上腺素还有助于肝糖原分解为葡萄糖，并能够延缓骨骼肌的疲劳。

维持高强度剧烈运动，最难的因素就是氧气的供给。脾脏因受到刺激而收缩，向血液中释放红细胞，但氧气仍不能满足肌肉的需要，于是就会导致乳酸在肌肉和血液中累积，这些乳酸无法转化时，疲劳就会出现。身体可承受的缺氧程度是有限的，这也是瑜伽士强调舒缓运动的原因。

在实验室测试运动效率，普遍的方法是让被试者在运动过程中吸气，再呼气呼到一个可移动的袋子中。袋子由一套收集气体的阀门与吹口相连。测量所呼气体的体积，再分析其成分，计算出氧气的消耗量。单位耗氧量带来的氧化反应，其做功是特定的。专家们用所做的功（间接测得）除以这个值，最后得到效率值。

五个因素会改变或影响肌肉运动的效率，即肌肉的初始伸展、温度、肌肉的黏度、运动速度及疲劳。

肌肉在收缩前先拉伸，之后会更有力地收缩。所以肌肉拉伸后会比正常放松状态下表现更佳。

有事实证明，中负荷举重，比较轻或较重负荷的举重做功更多。中度的肌肉负荷是最有效的工作方式。当拉伸不够时，肌肉的效率就不是很高。

所谓黏度，是指内部阻力。这种阻力是在肌肉收缩过程中，由分子与肌肉纤维框架摩擦产生，进而减缓了收缩过程。在收缩过程中产生的部分能量必须用于克服此内部阻力。所以说，黏度降低效率。事实表明，在做功相同时，肌肉缓慢收缩，比快速收缩时消耗的能量要少。肌肉收缩速度越快，液态原生质就会更快地流经肌肉纤维的框架，更多阻力就会产生。尽管黏度有损效率，但它的确是内在的安全因子，如同刹车一样，防止肌肉因反应过快而撕裂。

了解了有关黏度，就知道肌肉是有一个收缩的最优速度，可提升肌肉收缩的效率。收缩速度过快，内部摩擦加剧，相应的效率下降。收缩速度过慢的话，能完成大量工作，却因维持肌肉收缩的状态，要耗费很多能量，效率仍然低。速度适当的运动效率最高。人们也认识到，无论考虑个人健康，还是工作的质和量，直到精疲力竭都是不可取的。

训练会提升协调性和表现的稳定性，进而带来效率的提升。这些结果都取决于中枢神经系统。

通常，未经训练的人，在身心层面都比经过训练的人容易出错。好的表现增加自信，自信和协调性会让运动变得经济高效，如同瑜伽练习一样。

不是人人都需要和受训过的瑜伽士一样，但如果能了解一切取决于训练的程度，那面对自己的工作时就能提高效率。持续适度的瑜伽练习，让你有更好的感觉更放松，身体能应对所遇危机。经过良好训练的身体，对心识的训练有极大的帮助。瑜伽的最终目标是去训练心识，以达到完全的自由与不朽。

通过恰当的瑜伽练习，可以防止有毒酸类的累积，去除血液中累积的酸。某医学杂志称："人类的第一死因是动脉

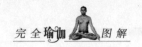
硬化。动脉变硬，钙质沉积于动脉内壁，造成血管堵塞或破裂，人就会因中风而死。或者，因为钙沉积导致血管变窄，心脏推动血液流经变窄的血管，过度疲劳导致心力衰竭。"

而瑜伽练习能改善血液循环，维持动脉的弹性。

不久前，一名医生研究了三百名长期遭受慢性疲劳之苦的人。他们有的推测自己的问题，是来白病牙、低血压、扁平足或贫血等。而该医生发现，导致疲劳最常见的原因，有心脏问题、糖尿病、肾脏感染、内分泌紊乱等，并且这些都能通过自然饮食、放松、呼吸和瑜伽练习轻易去除。

肌肉的弹性对保持身体的年轻状态非常重要。剧烈运动和不运动，会造成脂肪在肌肉系统内分布均匀和分布不均匀的异常累积，都会使肌肉组织硬化。

瑜伽练习非常关注脊椎及其他关节，并能促进血液均匀地供给身体的每个部分。

动脉的弹性对于保健也非常重要，因为它维持着心脏每搏之间的血压，保持血液的稳定流动。在没有弹性的动脉中，血液的流动将是间歇性的，每次心脏收缩时，血液会急喷出来。在富有弹性的动脉中，血液则会被稳定地泵入毛细血管和静脉。

没有适当的血液供应，各种组织都不能保持良好的状态。比如，绷带扎得太紧时，就会妨碍血液循环，使血液供应不足的部分温度下降，进而出现肿胀。通常情况下，没有适当的血液循环时，也许不会出现像肿胀一样的严重症状，但各种组织将无法维持健康状态，工作效率下降。

关节的活动

猫狗等动物，在它们睡醒后会伸缩其脊椎。幼儿也会以各种姿态自然地去活动脊椎。随着身体的成长，脊椎的柔软性也渐渐失去。最早骨化的迹象，在胎儿长到8周的时候就已经出现。软骨骨化，在婴儿出生一段时间后会结束。接着，骨膜深层的成骨细胞不断沉积，骨头的外围不断增长。女性在18岁左右，男性在20岁左右，骨头会停止生长。

骨骼除了起支撑作用，也给肌肉、肌腱、韧带等提供附着点。骨盆之上堆叠着24块脊椎骨。人体骨架不仅能站立，而且能弯曲，摇摆，扭动。

韧带生理上的缩短，让人的活动受到限制。一般人，甚至只有20岁，膝盖伸直，手指也无法触碰到地板。瑜伽练习可以将韧带的这种僵硬化程度降到最低，即使是到了80岁，身体也能像小孩一样柔软。

韧带是人体内的固定连接，是束状或片状纤维组织，连接着两块或两块以上骨头、软骨和其他组织。假如体姿及平衡良好的话，韧带就能长时间保持弹性。否则，韧带就会引起不适、疼痛及其他问题。在瑜伽体式中，脊椎和韧带极为重要。审视脊椎和韧带的特性、功能及活动性是必要的。

随着年龄的增长，韧带收缩变紧，导致脊背变硬。必须记住的是，韧带组织是连续性的，身体任何一处的活动性受限，都会影响全身的黏结，进而带来全身普遍的不灵活。

过度僵硬的原因各异，体位不正及平衡不良，会使得韧带缩短，是过度僵硬最主要的原因。脊椎骨间韧带的缩短常

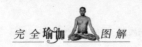
完全瑜伽图解

见于学生、办公人员、作家、艺术家等久坐人群。因为人坐着的时候，头颈向前探出，引起脊柱代偿性驼背。

不管是坐着、站着，还是行走，脊柱直立时都可能剧痛，从脖子传到肩臂。这会引发头痛及头皮敏感。由颅底韧带缩短造成的压迫，会连带面部的神经。从韧带缩短处发散到四肢的末梢神经，也会出现这种刺激。这种头肩臂的疼痛，可用鱼式和肩倒立等瑜伽体式来缓解，达到伸展头颈部韧带，使活动更自由，减缓神经压迫以及神经敏感。

为了让这些韧带持续伸展，头部和脊柱上段必须有恰当的平衡和灵活度，这要通过瑜伽体式的日常练习来达到。

筋膜由多层结缔组织构成，结缔组织又由平行排列的纤维束构成，纤维束的交织方式，让筋膜能承受巨大的张力和压力。这些连接组织坚韧有力，支持着日常活动如行走、站立、提举。一段时间的大量运动后暂停，这些筋膜会趋向于缩短。

这种缩短现象常发生在运动员、体育爱好者、舞者身上。他们在暂停运动一段时间后，要通过高强训练、深度伸展、长时间的热身去恢复柔韧性。

瑜伽士很重视脊柱及其椎间韧带，脊柱是躯干和头颅的支柱。脊神经从脊椎之间延伸出来，其根部及脊髓都受到脊柱的保护。

脊柱有四个可见弯曲，即颈、胸、腰及骶四个弯曲。

新生儿最初只有胸曲和骶曲。在3至9个月之间，幼儿开始抬头，颈曲逐渐形成。幼儿走路之后，腰曲开始形成。

这四个生理弯曲赋予脊椎缓冲性能和弹性，这对走路和跳跃十分重要。不当的姿势可能会加大脊椎的曲度，过大的胸曲称为脊椎后凸症。过大的腰曲称为脊椎前弯症，也称为凹背。脊椎侧面的弯曲被称为脊椎侧弯。脊椎的椎体可能会因为脊柱结核，而被侵蚀，导致脊柱曲度异常。

瑜伽练习主要是为了保持恰当的脊柱曲度，通过伸展身体前后的纵向韧带，提高脊柱的柔韧性。后背的纵韧带，从第二颈椎一直延展到尾骨，所有脊椎体的外缘及椎间盘都附着在这条韧带上。15岁的少年，不屈膝就能轻松用手指碰到脚尖，脊柱的柔韧性在30岁后开始降低，40岁时继续下降，过了60岁，可能所有的弯曲动作都会变得困难，并伴随着疼痛。这时硬化的韧带不再会伸展，身体由已经失去弹性的韧带，固定着头、整条脊柱、骨盆和膝盖等。

瑜伽练习者，即使到了高龄，仍然维持着脊柱及韧带的柔韧性。（书中列出的）有些较难的瑜伽体式，也展示了人体的脊椎及不同关节能维持至高的柔韧性。

内分泌系统与瑜伽的关系

早在现代科学家对内分泌腺机能还一无所知的时候，瑜伽士就倡导重要腺体的练习。瑜伽士认识到内分泌系统会影响心绪，反之亦然。

这些腺体被称为无分泌管腺体，因为它们的分泌物直接进入血液和淋巴中，而不是进入分泌管中。内分泌腺包括胰腺、甲状腺、甲状旁腺、肾上腺、垂体及性腺。

只有在内分泌腺的运作平衡时，机体的各个部分才有可能充分发育、分化及运作。腺体的分泌物被称作荷尔蒙或激

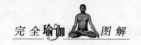

素（意为"去刺激"或"使兴奋"），其效果可能是即时或延迟的。荷尔蒙是相对简单的化学物质，在发挥其特定的作用之后，这些物质会被氧化或被排出体外。内分泌出现异常时，身体的不同部分就会迅速出现病态。

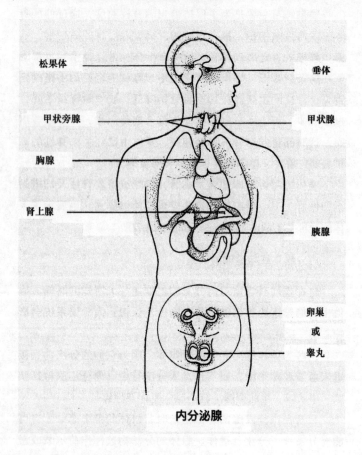

内分泌腺

甲状腺在颈前部的中央。它由左右两叶构成，中间由带条状的甲状腺峡联结。

甲状腺有助于调节同化（生长及修复）及异化（废弃物）过程，以及心智发育、性发育等功能。它是大自然赐予人类最强大的防毒工具之一。

甲状腺机能减退有两种形式，突眼性甲状腺肿和腺瘤性甲状腺肿。前者被认为是甲状腺分泌异常，进而导致胃肠病、失眠、紧张、心悸、心跳加快、多汗、颤抖及体重下降等。体温还不会升过正常值，因为流汗和皮肤血管膨胀使得散热增加。

当甲状腺肿大到脖子可见性增粗时，就叫作甲状腺肿。因病因不同，甲状腺肿可分为几种，对健康各有不同的影响。此时，应该就医检查，诊断病因，决定是否需要治疗。预防好于治疗。借助于肩倒立等瑜伽体式以及恰当的饮食，甲状腺就可以保持健康的状态。甲状腺肿中较简单的一种源于饮食缺碘。通过调整饮食便能治愈。

据医学权威，最具破坏性的甲状腺肿是这种腺体肿大相对较小但伴随着毒性急剧增加的类型。这种失调被称为突眼性甲状腺肿，因为它通常伴随着眼球凸出。实验已经证明服用大量甲状腺剂会让健康者产生甲状腺毒症。这种形成毒素的甲状腺失调，在15到40岁之间的人身上最为常见，通常伴随着紧张或情绪化。甲状腺疾病通常和神经系统的不稳定性相关联。

当甲状腺激素供给不足时，氧气消耗率会降低，与同等年龄、身高及体重的人相比，基础代谢的降低最多高达

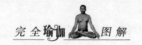

40%。在实验室中，基础代谢是通过测量每小时耗氧量来测量的。测试通常持续8到10分钟。测试期间，被测试者通过橡胶吹口来呼吸，吹口与装有定量空气的容器相连。所呼出的二氧化碳和过多水分会被吸收掉，设备中空气的减少量即为引入的氧气量。

基础代谢低得异常时，可能会引起某些类型的肥胖。但这可以通过强化甲状腺的瑜伽练习来避免。

成人极端的甲状腺机能减退被称为黏液性水肿，会引发精神活动骤减，言辞及活动迟滞，皮肤干燥粗糙，毛发脱落等症状。在腺瘤性甲状腺肿中，激素分泌会高于正常值，在甲状腺肿大后，甲状腺功能减退的症状会开始出现。

甲状旁腺位于甲状腺后侧，在甲状腺被膜内。甲状旁腺的分泌调节钙和磷的代谢，调控体内钙和无机磷酸盐的浓度。

甲状旁腺机能亢进的主要特征是手足抽搐，这可能是由甲状旁腺的摘除导致的，或者自发形成的。这种症状会造成烦躁不安，以及曲肌的抽搐痉挛。

瑜伽理疗的目的在于通过各种体式使得这些腺体的分泌恢复正常。不同的腺体有对应的强化练习。

人们观察到，各种强度的情绪对身体有各种程度的影响。包括恐惧、悲伤、愤怒、嫉妒、憎恶、爱和妒忌等，对内分泌系统和神经系统的影响尤其显著。极度的悲伤或恐惧甚至会带来死亡。情绪像冲击波一样影响着神经系统，导致分泌腺体的退化。内分泌系统由交感神经和迷走神经控制。情绪不很强烈的时候，并不会引起死亡，但会影响神经系统和分泌系统。

情绪影响的一个结果就是高血压。恐惧和愤怒会让心跳加快，影响肾上腺过量分泌，血压上升。由此会不断劳损心脏，引发神经紊乱和心脏疾病。

瑜伽的体式有助于强化内分泌系统，并且通过专注和放松来控制情绪。

瑜伽与细胞及循环

现在来探讨瑜伽练习对身体微小细胞的影响。

我们的身体由上万亿个细胞构成，每个细胞都包含微型的生命及能量，有着特定的功能。某种智慧使得如此多的细胞可以正常运行；我们作为个体生命，也只是那智慧的一部分。细胞依照本能运作，同时遵从着那核心精神的支配，随时待命。

有些生物仅由一个细胞构成，被称作单细胞生物。一个以上细胞构成的生命，称为多细胞生物。细胞拥有两个主要部分，细胞质和细胞核。细胞核至关重要，它是一个化学活动的中心，细胞的存活就建立在这种化学活动的基础上。

细胞的群组被定义为组织。基本组织主要有四种，身体中的组织以不同的方式组合在一起，形成了各种膜及皮肤。

皮肤是非常重要的结构，具有多种功能。作为物理性屏障，它防止深层组织受伤。细菌不能直接穿透皮肤表层的死皮细胞，它阻止了外来生物的入侵。皮肤也是触觉器官，肤色表明身体状况。过度紧张，或皮肤内血管膨胀，皮肤就会变红。贫血时红细胞较低，皮肤苍白。患心脏病或肺炎时，

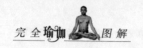

血液的氧化发生异常，皮肤会发紫。黄疸让血液中的胆红素增加，皮肤呈黄色。

通过观察皮肤的颜色，就可以收集到很多信息。皮肤血管内血流量增加，可以使皮肤保持健康。细胞作为身体结构的基础单元，都从血液中获得能量及养分。恰当的养分使细胞正常运作，营养不良的人，血液细胞的数量极不正常，各种生理系统就无法正常运作。细胞必须获得构建细胞体的原料，唯一的方法就是通过血液循环，将从食物而来的营养传送到细胞，各种瑜伽练习正是促生了良好的血液循环。

第五章

通过瑜伽练习战胜衰老

在前面的章节里，我们讨论了瑜伽的疗愈价值。

这一章，我们将讨论各种体式的技巧、功能，以及它们对肌肉、关节、韧带及分泌腺的作用。

身体可以比作一辆汽车。要汽车行驶，必须有汽油、电能、冷却系统、润滑系统，一位智慧的司机操控汽车的移动。身体要完美运作，也需要类似的五个要素。

缺乏上述条件，车不能运行。同样，如果没有油、电、冷却系统、润滑系统及智慧的统领，身体也无法长期运作。

首先，身体从吃、喝，呼吸的空气中获得燃料（汽油），还有一小部分从太阳辐射中获得。身体所需的能量，绝大部分是来自我们呼吸的空气，而不是通常所认为的那样，主要来自食物和水。

在之后有关呼吸的第八章中，我们会讨论如何从空气中获得能量。

太阳神经丛就像人体的电池，向全身供给生命能量。生命能量以及太阳神经丛会在另外的章节中详细讨论。

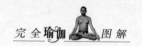

身体还需要一个冷却系统。假如没有冷却系统，引擎就无法长期运转。同样地，没有冷却系统，身体也无法长期运作。这"冷却"唯有通过放松来达到。

下一个重点就是关节的润滑，可以通过各种身体运动来达成。生命能量就像人体内的电，缺乏能量会导致人体系统出问题。最后，身体还要有智慧的驾驶员——恰当的心识控制。祈祷、虔诚、同情、爱、勇气，对真假的辨识力等，都能使心识成为智慧的驾驶员。

在瑜伽训练中，上述五点要求都会运用到，从而获得最大的益处。

现代的体育运动，比瑜伽练习需要更多的能量，因为每个剧烈的动作都会燃烧大量的能量。这类快速运动会使肌肉纤维中形成更多的乳酸，使肌肉疲劳。

在瑜伽练习中，关节的舒缓活动并不浪费能量。练习中，伴随着适度屏息的深呼吸，允许更多的氧气吸收。乳酸生成得较少，容易被碱中和，从而避免了肌肉疲劳。

关节的扭动及其他活动，拉伸了血管，血液平均分配到全身各处。肌肉和韧带被拉伸之后，又立即放松，带给肌肉纤维更多能量。就像打开水龙头，水流出来那样，能量流入到放松的肌肉之中。

所有的瑜伽练习都是基于以下元素的组合，包括拉伸、放松、深呼吸，以及循环和专注的提升。

冥想姿势

瑜伽的训练被分为八个部分：

1. Yama　持戒

2. Niyama　精进

3. Asana　体式

4. Pranayama　呼吸练习

5. Pratyahara　感官收摄

6. Dharana　专注

7. Dhayana　冥想

8. Samadhi　三摩地

根据瑜伽经典《瑜伽经》记载，瑜伽有84万种体式，其中最重要的体式有84种。本书中，将详细介绍所有重要的体式及其变式。

Asana（音：阿萨纳，梵文）是体式的意思。体式大致可分为两种，即冥想类体式和训练类体式。

冥想类体式有四种：Padmasan 莲花坐、Siddhasan 至善坐、Swastikasan 吉祥坐、Sukasan 简易坐。此外，还有Vajrasan 金刚坐。之前的四种冥想体式做起来困难的人，可以采用金刚坐这个姿势。

这些冥想体式对呼吸和冥想练习非常重要。必须能够以这四种体式中的一种，一动不动地一次坐上一两个小时。首先，直立的脊柱可以保持其自然的生理曲度。其次，训练身体长时间地静坐，保持不动，可以使新陈代谢降低到最低。当身体长时间保持在稳定的姿势中，头脑不因身体活动，而引起生理干扰。伸直的脊柱有助于保持专注，只有脊柱直立时，会有稳定的神经电流或神经能量流经全身。

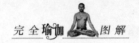
　　高阶的学生能够感觉到这神经电流沿着脊柱的移动，让他们无须努力，自然而然地便能专注。通过练习呼吸法和专注可以增加这种神经能量。这种能量能够用来唤醒人们的灵性力量。这将在后面的章节里介绍。

　　姿势越稳固，就越能专注聚焦。在四种体式中任意挑选你喜欢的一种，静坐15分钟，再逐步延长至一两个小时。头、颈，和躯干始终保持在一条直线上。

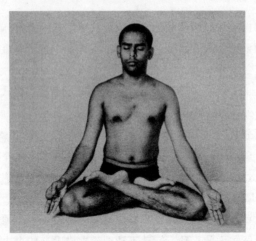

图13　莲花坐

练习方法：Padmasan 莲花坐

　　坐在折叠成四层的毯子上，向前伸直双腿。双手抓住右脚，弯曲右膝，把右脚放在左大腿上。同样，弯曲左膝，把左脚放在右大腿上。保持身体直立，双手交叠放在双脚跟之间。假如觉得这种方式不适，也可以把双手放在双膝之上。左膝盖或者大腿不应抬离地面。

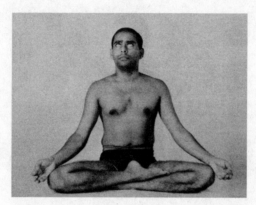

图14　至善坐

练习方法：Siddhasan 至善坐

Siddha是达人的意思。因为伟大的至善者们使用过该体式，因而被称为Sidhasan至善坐。Siddhas（完美的瑜伽士）高度推荐这个体式，年轻的独身者，或者尝试深入实践独身戒的人应该练习这个体式。

取坐姿，向前伸直双腿。弯曲左膝，把左脚跟置于肛门和阴囊之间柔软的会阴部分。然后弯曲右膝，使右脚跟接触耻骨或放在生殖器上方。适当调整姿势，使生殖器部位没有压迫感。保持上身的挺直，双手的位置同莲花坐。

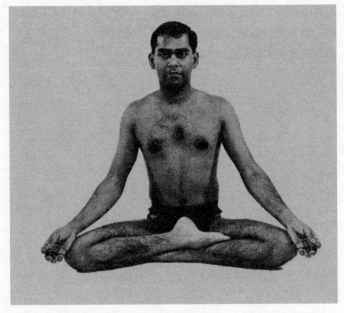

图15 平衡坐

练习方法：Mukthasan/Guptasan 平衡坐

伸直双腿。弯曲右膝，使右脚跟碰到生殖器正上方的耻骨。接着，弯曲左膝，把左脚跟放在右脚跟的上方，靠近耻骨。在做这个姿势的时候，会阴和生殖器不能有任何的压迫。不能做至善坐的，可能采取这个姿势更舒适。

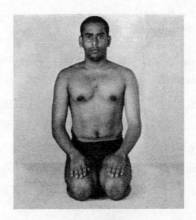

图16　金刚坐

练习方法：Vajrasan 金刚坐

跪坐。坐在双脚跟上，脊柱保持直立。

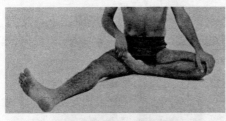

图17　吉祥坐（1）

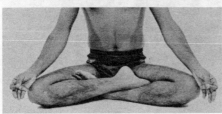

图18　吉祥坐（2）

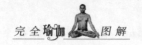

练习方法：Swastikasan 吉祥坐

Swastikasan 是吉祥、繁盛的意思。在做这个姿势的时候，脚踝互锁形成卍的形象。

坐在折叠成四层的毯子上面，向前伸直双腿。弯曲右膝，使右脚跟抵住左腿的腹股沟，脚底贴紧左大腿。同样，弯曲左膝，使左脚跟抵住右腹股沟。把左脚趾插入右侧小腿和大腿肌肉之间。这样，你就会发现双脚都置于小腿和大腿肌肉之间了。这是一个非常舒服的冥想姿势。双手的位置同莲花坐。

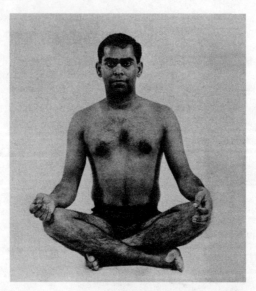

图19　简易坐

练习方法：Sukhasan 简易坐

Sukhasan 是一种舒适容易的持咒和冥想坐姿。关键的是使头部、颈部和躯干保持一条直线，不要弯曲。通常采用双腿交叉的坐姿。不过有必要的话，也可以坐在椅子上练习。

Soorya Namaskar 拜日练习

这个练习因为是在清晨面对太阳进行的，因而叫作拜日（Soorya Namaskar）。太阳被认为是健康长寿之神。在古代，拜日练习是灵性修习的日课。每日至少应该做12遍，同时默念太阳神的12个名字。这种练习把瑜伽的体式与呼吸结合在一起。它能减少腹部脂肪，使脊柱和四肢保持灵活，还能增加肺活量。在练习拜日之后，再练习其他体式会更加容易。

在练习更加复杂困难的瑜伽体式之前，脊柱必须具备一定程度的灵活性。对于身体僵硬的人，拜日练习有助于恢复失去的灵活性。

拜日练习中一共有12种姿势，分别拉伸人体各个韧带，使脊柱获得不同的活动。随着深呼吸，脊柱向前后交替弯曲。每当身体前屈的时候，腹部和横膈膜回收，排出气体。向后弯曲时，胸部扩张，深呼吸自动发生。这样，既增加了灵活性又能保持正确的呼吸，还能锻炼腿部和手臂，进而改善循环。

下面几页中，将逐个介绍一轮完整的拜日中的12个姿势。每天重复做12次。

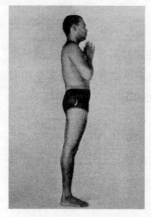

图20 拜日 姿势1

练习方法：拜日姿势1

面向太阳，合掌。并拢双脚，直立。

练习方法：拜日姿势2

边吸气边举起双臂，身体向后弯曲。

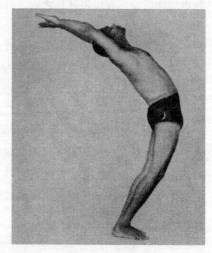

图21 拜日 姿势2

练习方法：拜日姿势3

呼气，身体前屈，直到双手和双脚平齐。用头部接触膝盖。在最初，可以稍微弯曲膝盖，使头部接触膝盖。经过一段时间的练习之后，再慢慢地伸直膝盖。

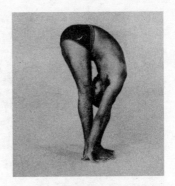

图21　拜日　姿势3

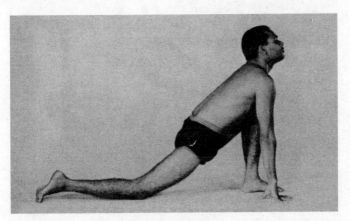

图21　拜日　姿势4

练习方法：拜日姿势4

吸气，右脚向后撤一大步。双手和左脚牢牢地放在地面上，头向后延展。左膝应该在双手之间。

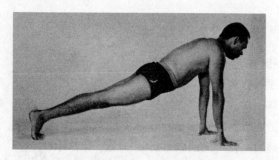

图21 拜日 姿势5

练习方法：拜日姿势5

吸气然后屏息，左脚后撤使双脚并拢，保持双膝离开地面。双手撑地（双臂伸直），身体从头到脚呈一条直线。

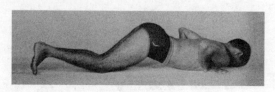

图25 拜日 姿势6

练习方法：拜日姿势6

呼气，身体落到地面。这个体式叫作 Ashtanga Namaskar 或八体投地，身体只有八个部位与地面接触，分别为：双脚、双膝、双手、胸和前额。腹部不着地，可能的情况下，鼻子也不要接触地面，仅使前额轻触地面。

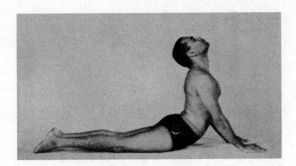

图26　拜日　姿势7

练习方法：拜日姿势7

吸气，身体尽量向后弯，使脊柱弯曲到最大限度。

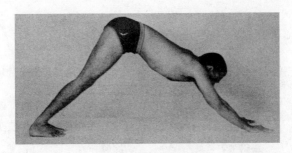

图27　拜日　姿势8

练习方法：拜日姿势8

呼气，抬起身体，保持双脚和脚跟平踩于地面上。

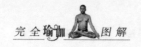

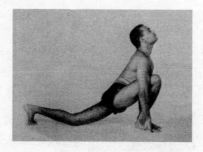

图28　拜日　姿势9

练习方法：拜日姿势9

吸气，右脚移到双手之间，脚尖与双手指尖平齐。左脚和左膝着地。眼睛向上看，使脊柱稍向后弯（同姿势4）。

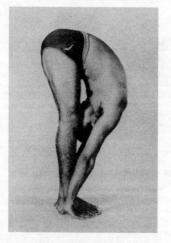

练习方法：拜日姿势10

呼气，左脚向前。伸直双膝，如姿势3中一样使头部朝向膝盖。

图29　拜日　姿势10

练习方法：拜日姿势11

两臂高举过头，边吸气，身体边向后弯（同姿势2）。

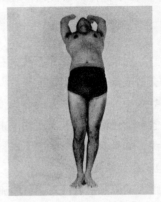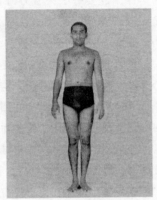

图30　拜日　姿势11　　　　图31　拜日　姿势12

练习方法：拜日姿势12

呼气，放下两臂，放松。

训练类体式

· Sirshasan 头倒立：变式及益处

在梵文中，Siras 是头的意思。

这个体式必须全身倒过来立在头上，所以叫作 Sirshasan

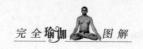

完全瑜伽图解

头倒立。全身处于倒置的状态，由于重力的作用，在主动脉弓、颈总动脉、无名动脉和锁骨下动脉里，充盈了大量动脉血。这个体式能使脑部获得充足纯净的血液供给。

在站立姿势中，重力与心脏以下部位的血液回流相对抗。腹部和四肢肌肉的收缩、心跳的力度及呼吸产生的吸力，能维持足够的静脉回流。

如果长时间一动不动地站立，血液将会积累在下肢，右心无法获得足够血液补给。这会造成脑部供血不足而导致人晕倒。这种情况经常发生在阅兵式中，以高度紧张的姿势长时间站立的士兵，由于腹部血管活动停滞，心脏无法输出正常的血液量，大脑的供血量减少，如果身体能够平躺下来，让脑部获得正常的供血量后，意识就会恢复。

在平躺姿势中，由于没有重力的限制，血液更容易回流回心脏，心脏因而可以更好泵出血液。大脑的血液供给减少导致的第一个后果，就是意识的丧失。众所周知，如果没有了氧气供给，脑细胞最多只能存活10分钟。

血液补给大脑这个重要器官，是至关重要的。头倒立是向脑部输送新鲜动脉血的最好方式。每天做10到15分钟的头倒立可以提高记忆力和智力，同时增加了对上背部、颈部、眼部及耳部的血液供给。

脑部疾病当中，最常见的是脑溢血。是动脉壁增厚引起的。突然的紧张会引起血压上升，造成血管破裂而致命。患有高血压或低血压的人都不应做头倒立。

很多静脉中都有防止血液倒流的瓣膜。由于静脉的扩张可能在下肢形成静脉曲张。静脉壁扩张，静脉变得多节。当四肢末端的血液回流受阻时，就容易产生静脉曲张。

　　头倒立的时候，不需要静脉瓣膜的帮助，重力自动将静脉血从下肢运送回心脏，因此让静脉瓣膜得到了完全的休息。

　　在头倒立的体式中，通过多种不同的训练拉伸韧带和肌肉，从而使脊柱保持最佳的灵活性。

　　在倒立的姿势中，颈椎、胸椎承受了更大的压力，而腰椎、骶骨区域的脊柱和软骨组织所承受的压力减轻了。头倒立也是强化脊柱的很好的锻炼。这种训练，对于学生、政治家、科学家和作家等需要集中注意力的人特别有益处。

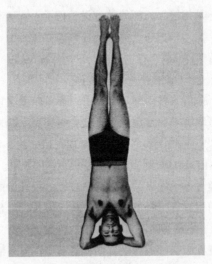

图32　头倒立1

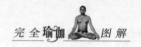

练习方法：Sirshasan 头倒立变式1

这个体式中需要使用双手和双臂。整个头部和躯干的重量落在交扣的双手和双肘上。两个手肘和交叉的手指组成了支撑身体平衡的三点或者说三脚支架。头部几乎不承受重量。当重量均匀地分布于双肘和交扣的手指上时，平衡就很容易。

跪坐在柔软的垫子或折叠成四层的毯子上。十指交叉放在毯子上，以交叉的手指为顶点，两个手肘为两边，这样就可以用两个前臂来平衡身体。做这个体式时，交叉的手指可以从后方支撑头顶。

头紧贴着交叉的双手，头顶放在毯子上。应该注意把头的顶部而不是把接近前额的部分置于毯子上，这有助于使脊柱保持直立。如果把靠近前额的部分放在毯子上，为了保持全身的平衡，脊柱就会过度弯曲，进而导致不适。

现在，慢慢地把膝盖移近身体，可用脚尖着地保持平衡。当躯干向后方移动到足够多时，你可以慢慢地将脚尖抬离地面。将双腿举向空中，直到整个身体直立起来。开始时可保持在这个体式中5秒钟，逐渐增加到15分钟。有规律地练习头倒立哪怕5到10分钟，就能够获得最佳的效果。

总是通过鼻子呼吸，不用嘴巴呼吸。刚开始的时候，有些人会感到用鼻子呼吸很困难，坚持练习几天后就会慢慢习惯。

以上述方法练习头倒立，你就不需要任何帮助。你可以通过反复练习来学习如何平衡。你也可以通过把双手分开，掌心向下放在头两侧的毯子上，来替代手指交叉的方式。你会发现这样做会容易一些。当你学会平衡整个身体之后，就可改用手指交叉的方法了。

将双腿慢慢地放回地面，回到初始位置。一定要非常缓慢，避免突然猛烈的动作。动作完成后，可以站立1到2分钟，这样能够调和血液循环。

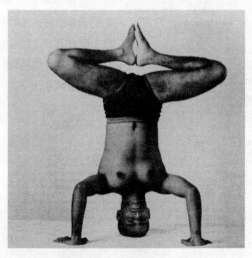

图33 头倒立2

练习方法：Sirshasan 头倒立变式2

在这个体式中，双手分开，头部会承受同样的重量。这个姿势能够强化肩部、背部和手臂的肌肉。同时通过伸展大腿，双脚掌合拢，使得下肢末梢的血液循环得到改善。这个姿势还能伸展静脉，强化大腿、小腿和脚部的肌肉。

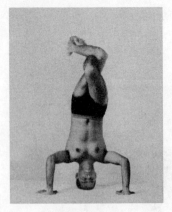

练习方法：Sirshasan 头倒立变式3

这个体式能获得同头倒立变式2相同的益处。大腿和小腿的肌肉得到进一步的拉伸和扭转，静脉血从疲倦的静脉中被挤出来。

图34　头倒立3

练习方法：Sirshasan 头倒立变式4

在这个体式中，用于行走和站立的大腿和小腿的肌肉得到了最大限度的拉伸。

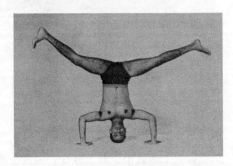

图35　头倒立4

练习方法：Sirshasan 头倒立变式5

把两臂在头前交叉作为支撑，在这个体式中，头部承受了更多的重量。颈部和胸部的脊柱承受了极大的压力，更多动脉血被输送到连接脊椎的韧带中。

练习方法：Oordhwapadmasan 上莲花头倒立变式1

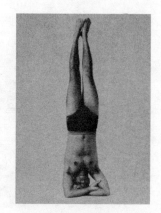

图36　头倒立5

在掌握了头倒立的平衡之后，高阶的学生可以练习这个体式，给脚踝、膝盖和髋关节带来最大的灵活性。

在练习这个体式之前，必须先掌握莲花坐。这个体式的技巧和益处，与头倒立相同，只是更进一步。在头倒立中，把双脚交叉盘成 Padmasan 双莲花，而不是先做莲花坐然后再做头倒立。

这个体式有三个变式，能伸展腰椎、尾椎及其周围的韧带。如图所示，腰椎和尾椎向两侧扭转、弯曲。至少重复做3次，韧带和脊椎将会得到强化。

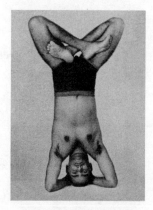

图37　Oordhwapadmasan
盘莲花的头倒立1

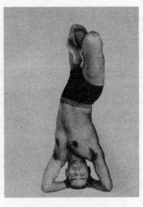 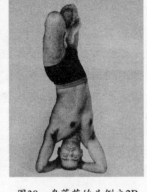

图38 盘莲花的头倒立2A   图39 盘莲花的头倒立2B

练习方法：Oordhwapadmasan 上莲花头倒立变式2

高阶的学生可以两侧都扭转。我们一般是坐着或站着扭转身体，但在这个体式中，腰部自然地放松，因此脊柱能自由的扭转。

练习方法：Oordhwapadmasan 上莲花头倒立变式3和4

一整套的上莲花头倒立变化还包括放下双膝，使之接触腋窝，同时保持双腿盘着莲花。如果双臂是分开的，双膝可以停留在双臂上休息。

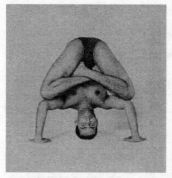
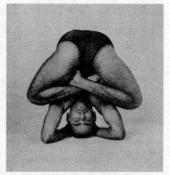

图40 盘莲花的头倒立3　　图41 盘莲花的头倒立4

· Sarvangasan 肩倒立

这个体式和头倒立类似，但在头倒立中，循环和专注点主要集中向头部，而在肩倒立中，循环和专注点主要集中向甲状腺和副甲状腺。在前面的章节里，我们已经介绍过甲状腺素和副甲状腺素对身体的影响。

甲状腺是内分泌系统中最重要的腺体。肩倒立的练习给甲状腺提供了丰富的血液供给。此外，它能伸展肩部肌肉中的三角肌、棘上肌和下颌肌。在肩倒立中，下巴紧紧抵住胸部，形成喉锁，对甲状腺施加了额外的压力，从而使得甲状腺分泌正常。该体式也是现代甲状腺治疗的良好替代。在这个体式中，颈椎区域的韧带得到了特别的拉伸。

肩倒立有很多的变式，可以增强循环，伸展不同的韧带和肌肉。Sarvanga 意为所有部分。正如其名，这个体式关照

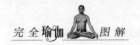

到我们身体的每一个部分。对患有静脉曲张的人很有帮助。

　　该体式最多可保持15分钟。初学者可以先保持1分钟，通过鼻子正常呼吸。有些人可以保持这个体式长达半个小时。

　　练习方法：Sarvangasan 肩倒立变式1

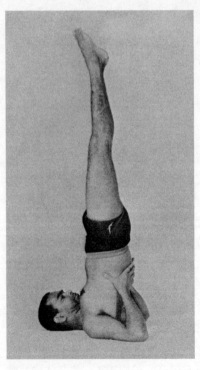

图42　肩倒立1

　　　　　　　　在地上铺一块厚毯子。仰卧其上。慢慢地抬起双腿，躯干、臀部和腿直到身体与地面垂直。双肘稳定地放在地面上，双手支撑背部，腿向上抬，直至与地面垂直。下巴抵住胸口，形成喉锁。

　　在这个体式中，颈部后侧、头后侧和肩部必须紧贴地面。缓慢地呼吸，把意识集中在甲状腺。不要让身体前后摇晃。结束体式时，缓慢顺畅地放下两腿，避免突然猛烈的动作。优雅地来练习这个体式。

重心落在肩上。可以每日早晚各做一次，为了获得最佳的益处，接下来应该做 Matsyasan 鱼式。

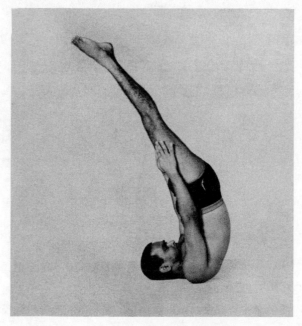

图43　肩倒立2

练习方法：Sarvangasan 肩倒立变式2

在这个体式中，慢慢移开支撑身体的双手，让它们垂直地面贴紧身体。由于放开了双手，全部重量都来到颈部及肩部的肌肉上。

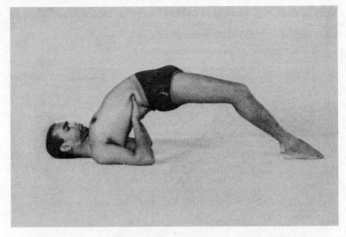

图44 桥式

练习方法：Sethu Bandhasan 桥式

从肩倒立 Sarvangasan，慢慢伸展双腿向下至脚触地，这就是桥式 Sethu Bandhasan。

肩倒立在肩倒立结束以后练习，使胸椎和腰椎得到反向拉伸。

肩部肌肉和颈椎的练习

· Matsyasan 鱼式

往往由于衣着不合适，肢体活动范围受到很大限制，尤其是颈椎和肩部肌肉。有吊带和肩带的衣服往往会压到肩膀的特定部位，牵拉肩膀向前向下。身体的这种变形和其他的一些姿势问题在学生中非常常见。几乎所有成衣的剪裁都会对颈部后侧和肩头带来压力和束缚。

而且，领带、紧扣的衬衫领子、剪裁不良的夹克，限制了颈部的活动，阻碍了上半身循环的自由发生。女性的紧身内衣可能会对血液循环、呼吸以及尾骶部和腰部的活动造成相当大的损伤，进而带来头痛和腹部肌肉衰退等问题。

对于去除颈部、腰部和肩部肌肉的僵硬，改善这些部位的血液循环，鱼式是极有价值的。而且，鱼式还能强化甲状腺和副甲状腺，减缓由肩倒立引起的肩部肌肉的堵塞和疼痛。这个体式应紧接着肩倒立练习。

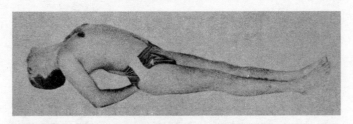

图45 鱼式 变式1

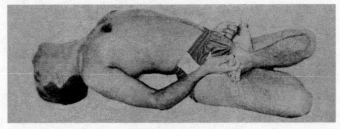

图46 鱼式 变式2

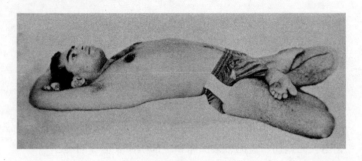

图47　鱼式　变式3

练习方法：Matsyasan 鱼式

初学者：仰卧平躺。伸直双腿，双手掌心向下放在大腿下方。在肘部的帮助下抬起胸部，脖子尽量向后弯，头顶点地。

高阶练习者：伸直双腿坐于铺在地上的毯子上。弯曲右腿，把右脚跟放在左边的髋关节上。然后，弯曲左腿，把左脚跟放在右边的髋关节上，这就是 Padmasan 莲花坐或者说双盘。然后仰卧，腿部和膝盖不要离地。双肘紧贴地面，抬起躯干和头部，弯曲脊背和颈部，头顶点地。双手抓住脚趾。这就是 Matsyasan 鱼式。在这个体式中保持2到3分钟。假如盘莲花很困难，就做变式1。

在这个体式中，胸部大大地打开了，应该通过鼻子进行深呼吸。这有助于清除支气管痉挛，减缓哮喘。

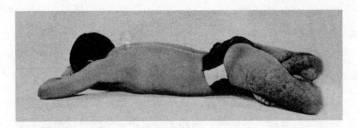

图48 鱼式4

练习方法：Matsyasan 鱼式变式4

盘好莲花坐，然后俯卧，把双手重叠置于头前。大腿尽量放平。这个体式对于强化髋关节非常有效。深呼吸，保持体式4至5分钟。

练习方法：

Tolangulasana 平衡式

盘莲花坐，双肘紧贴地面，抬起臀部，放在两臂之上，然后抬起上半身，低头，下巴抵住胸口，同时屏息。这个体式对于消除髋关节和肩

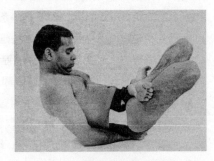

图49 平衡式

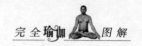

关节的紧张非常有效。

瑜伽体式带来脊柱的年轻与柔韧

正确的体态和灵活的脊柱毫无疑问地可以预防很多问题，还可以治愈很多问题。在婴幼儿时期，预防措施对儿童的寿命有着最大的影响。当然生命后期，依然可以通过不断地活动脊柱，从而很大程度上矫正体态问题和脊柱僵硬。

有了脊柱及其活动的正确知识，就可以通过训练身体，使脊柱从小到老都一直保持灵活柔韧。

脊柱的活动带来的所有好处无法在一本书中尽述，但书中对体态的仔细研究，让人对身体能达到的脊柱和关节的最大灵活度有个概念。

下面的方法可以用来确定体态中正与否。

第一步是看保持直立站姿的能力：头部、颈部和躯干的长轴应该保持在一条直线上。为了准确观察，可以把一根铅垂线从耳朵前部垂到前脚面。假如体态不良，头部、颈部，和躯干的轴就会呈锯齿状，而不是一条直线。

另一种观察体态中正与否的方法是站在一根垂直的柱子旁边。不良姿势有三种类型：（1）大猩猩型。头部探出，胸部内陷，腹部突出；（2）驼背型。腰部的正常生理弯曲缺失；（3）胸部向前向上突出，下半截脊椎过度拉伸，腰曲过大。

通过瑜伽系统的练习，我们不仅能够维持脊柱的青春柔韧，去除骨骼内异常的矿物质沉积，而且在很大程度上我们还能重获失去的青春。身体的柔韧更多取决于血管和脊柱的状态。由于血液不纯，动脉和静脉膜瓣内杂质逐渐沉积，比如钙质沉积，使这些血管逐渐失去弹性。这些沉积物增加得越快，我们就老得越快。

瑜伽中的脊柱活动大致可分为四种类型：前屈，后弯，侧弯，扭转或者说横向运动。

· 前屈

前屈可分为四种：颈部的前屈、胸部的前屈、腰部的前屈、骶椎的前屈。

下面，我们就来看一看脊柱各个部分的不同练习。

· 颈部的瑜伽练习

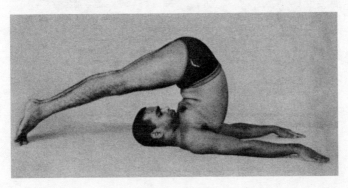

图50　犁式1

练习方法：Halasan 犁式变式1

在毯子上仰卧。双手掌心朝下，双臂伸直放在大腿两侧。伸直双腿，慢慢地抬起臀部和腰部，双腿慢慢向头后下

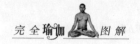

落，直到脚尖触地。保持双膝并拢伸直。小腿和大腿应呈一条直线。下巴抵住胸口，这会弯曲颈部，促进颈部的循环。通过鼻子缓慢地呼吸。

尽量长时间地保持这种姿势，然后回到原来仰卧的姿势。重复3到6次。

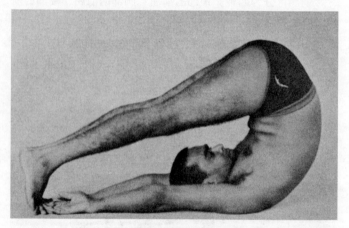

图51　犁式2

练习方法：Halasan 犁式变式2

仰卧，双手伸直举过头顶，手掌向上。然后同变式1一样慢慢地抬起双腿，脚尖去碰双手。这个动作能进一步伸展腰椎和颈椎。

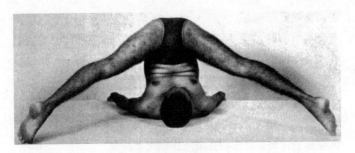

图52 犁式3

练习方法：Halasan 犁式变式3

首先进入犁式变式1，然后尽量分开双腿，同时手掌紧贴地面。这个动作伸展了腿部的肌肉。

练习方法：Karna
Peedasan 膝碰耳式

在这个体式中，双膝弯曲贴向双耳，压到地面上。这个动作稳定地牵拉整条脊柱的后侧。颈部的每一个椎骨和韧带都获得大量的血液供给，

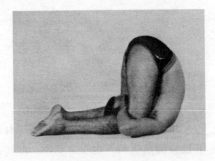

图53 膝碰耳式

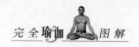

进而变得更加健康。

所有脊骨的活动都会直接或间接地运动到不同的内脏器官和腹部肌肉。任何前屈的动作都会使腹部肌肉强烈收缩，而后弯则会锻炼和拉伸腹部肌肉。

往往由于腹部脂肪的堆积，高难度的脊柱运动难以进行。但是，随着由易到难的逐步深入，难度大的动作会变得更容易了，而且腹部的多余脂肪会大大减少。

· 腰部的瑜伽练习

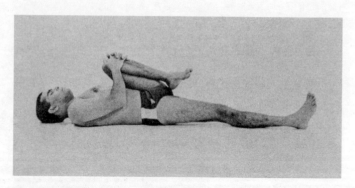

图54　排气式

练习方法：Vatayanasan 排气式

这个练习对肠胃胀气的人特别有效。对于患消化不良和其他腹部疾病的人也非常有用。即使是老年人和肥胖者也会觉得这个练习容易舒适。

　　方法：仰卧。深深地吸一口气，然后屏住呼吸，在屏息的过程中，弯曲右膝，将折叠的右腿压向腹部。双手抱腿以达到最大程度的挤压。保持左腿伸直，避免弯曲左膝。双腿交替练习，重复3组。然后抱住双腿，同时将双膝压向腹部，同样重复进行3次。

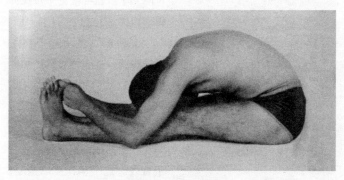

图55　头触膝式1

练习方法：Paschimothan Asana 头触膝式（坐姿前屈）

　　在毯子上仰卧，两臂举过头顶。大腿及小腿紧贴地面。绷紧身体，慢慢地抬起头部和胸部来到坐姿。现在呼气，身体向前屈，一直到手能抓住脚趾。你甚至可以把脸埋在双膝之间。

　　保持这个姿势5秒钟。现在吸气，慢慢地抬起身子，回到仰卧的姿势。

重复3到6次。

这是个非常强力的腹部练习。它会刺激肾脏、肝脏、胰腺等腹内器官。这个姿势对糖尿病患者极其有效。它会强化双膝后面的腘绳肌群。脊柱也变得柔韧，因此能永葆青春活力。

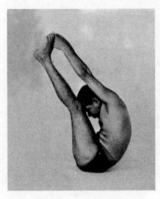

图56　头触膝式2

平衡于臀部的头触膝式（图56）。这样能进一步拉伸腿部肌肉。

高阶的学生可以不用手抓住脚趾，这会使脊柱更加灵活（图57）。

在这个练习之后，应该立即将脊柱向后弯（反式）。脚和双手撑地，整个身体成一条直线。这个动作可以重复2到3次，每次在这个体式中保持几秒，同时屏息（图58）。

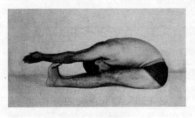

图57　头触膝式3

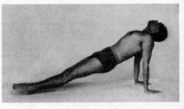

图58　反斜板

· 腰椎和胸椎段的高阶瑜伽练习

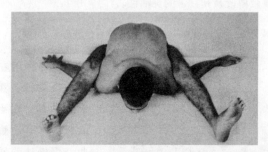

图59　龟式

练习方法：Kurmasan 龟式

双腿分开。身体向前屈，两臂放于大腿之下。双手紧贴地板。伸展双腿。

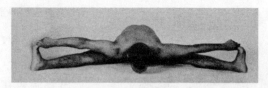

图60　腿臂伸展式

练习方法：Hastha Padasan 腿臂伸展式

伸直双腿坐在地上，用手抓住脚趾，把双脚尽量向两边

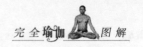

分开。向前屈，直至下巴触地。双膝和双臂不弯曲。

龟式Kurmasan和腿臂伸展式Hastha Padasan都能最大限度地提高腰椎段及其韧带的灵活性。

练习方法：Janu Sirasan 头触膝前屈伸展式变式1

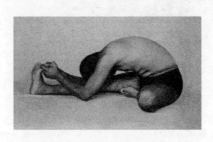

图61　头触膝前屈伸展式1

坐好，用左脚跟压住会阴，右腿向前完全伸直。双手抓住右脚，呼气，腹部内收，慢慢地前屈，前额触右膝。保持体式5到10秒，可以逐渐增加时间，然后回到原来的坐姿。左右交替，重复做3到6次。

练习方法：Janu Sirasan 头触膝前屈伸展式变式2

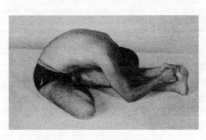

图62　头触膝前屈伸展式2

同变式1，但不是用左脚跟压住会阴，而是把左脚放在右大腿上。这样，脊柱前屈时腹部脏器受到挤压。

练习方法：Janu Sirasan 头触膝前屈伸展式变式3

这个体式较前一个又进了一步。必须用右手抓住放在左大腿上的右脚脚趾，然后身体前屈。在脊柱前屈的同时，肩部和胸椎段肌肉都得到了拉伸。

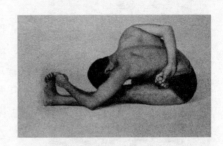

图63　头触膝前屈伸展式3

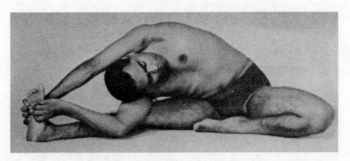

图64　头触膝前屈伸展式 4

练习方法：Janu Sirasan 头触膝前屈伸展式变式4（侧拉式）

弯曲右腿，左腿向左伸展。双手牢牢地抓住左脚，躯干向左侧弯。

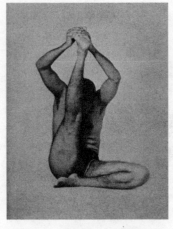

图65　头触膝前屈伸展式5

练习方法：Janu Sirasan 头触膝前屈伸展式变式5

伸直双腿，然后弯曲右膝。使右脚紧贴在会阴处。接着，双手抓住左脚，伸直左膝向上抬起左腿。弯曲头部去接触左膝盖。

左右交替，重复做几次。

・坐姿腿部肌肉伸展

练习方法：Eka Pada Sirasan 单腿绕头式变式1

坐直，伸直双腿。双手拿住右脚，放到头后。保持腿的位置，双手在胸前合掌，保持几分钟。左右交替进行。

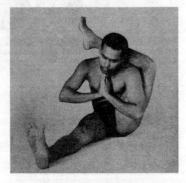

图66　单腿绕头式1

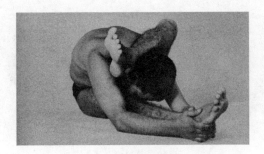

图67 单腿绕头式2

练习方法：Eka Pada Sirasan 单腿绕头前屈式变式2

从坐姿的单腿绕头式变式1，身体前屈，抓住右脚，同时保持左脚稳稳地压在颈后。

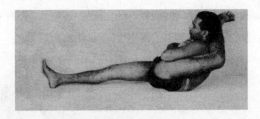

图68 单腿绕头式3

练习方法：Eka Pada Sirasan 仰卧单腿绕头式变式3

从坐姿的单腿绕头式变式1开始，保持左腿伸直，右脚压在颈后，缓慢向后仰卧。

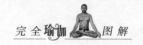
完全瑜伽图解

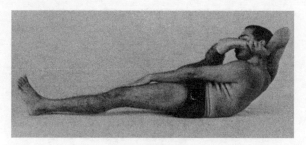

图69　单腿绕头式4

练习方法：Eka Pada Sirasan 单腿绕头式变式4

仰卧，把右脚移近左耳，然后右手绕过颈后，把右脚趾尽量地拉向左耳。

练习方法：Eka Pada Sirasan 单腿绕头式变式5

仰卧，抬起头部和胸部。双手抓住右脚，伸直右膝。将右膝拉向前额，同时保持左腿伸直，紧贴地面。

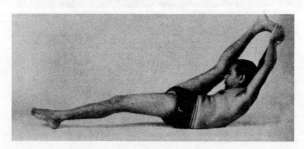

图70　单腿绕头式5

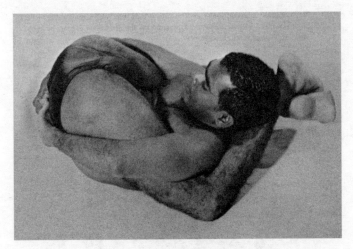

图71 双腿绕头式

练习方法：Dwipada Sirasan 双腿绕头式

仰卧，把右腿慢慢地拉到头后，注意不要用力过猛。当右脚固定了以后，再把左脚拉过头和右脚。在髋关节后双手交叉。

这是高阶体式中的一种，练习时应非常小心。在这个体式中腹部肌肉受到极强的压力，这是其他任何前屈体式都不能与之相比的。脊柱和颈部也得到了更多的锻炼。通过这个练习，小腿和大腿的肌肉变得更加强健柔韧。

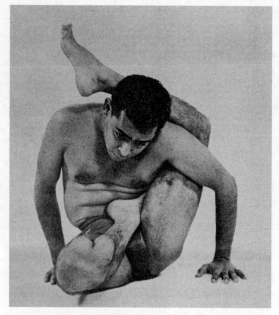

图72 "OM"式

练习方法：Omkarasana / Pranavasana "OM"式

这个体式，同梵文字母"OM"的写法相似，因此命名为
Omkarasan。

把左脚放在右大腿上。然后，拉起右脚，把它放在头
后。这个体式同完全扭脊式一样，能最大限度地拉伸大腿肌
肉，并对腹部脏器施加了极强的压力。

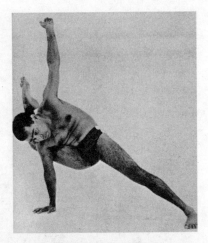

练习方法：Krishna Asana 婴儿克里希那式

把一条腿放在头后，压住后颈。用另一条腿和反侧的手臂保持平衡。这个练习能同时进行拉伸和侧向运动。

练习方法：Uthitha Kurmasan 平衡龟式

图73　婴儿克里希那式

把右脚放在头后，压住后颈；然后把左脚放到右脚的后面，双脚脚踝相扣。双手保持平衡。这是难度最大的体式之一，因此只有高阶的练习者才尝试。肩部肌肉和腹部肌肉都受到了极强的挤压。

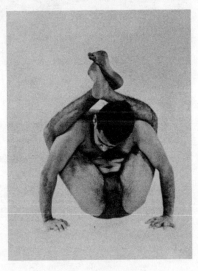

图74　平衡龟式

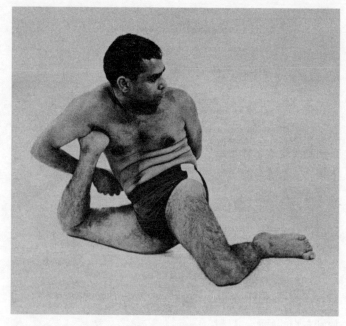

图75 瑜伽拐杖式

练习方法：Yoga Danta Asana 瑜伽拐杖式

在这个练习中，膝关节被扭转，把右脚放于右腋之下。双手在背部交叉。这个体式增强了膝关节的灵活性。

后弯练习

・骶骨区域的瑜伽练习

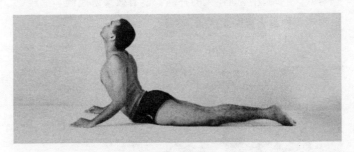

图76　眼镜蛇式1

练习方法：Bhujangasan 眼镜蛇式变式1

在毯子上俯伏，使全部肌肉完全放松。手掌放在毯子上，相应的肩膀正下方。就像眼镜蛇抬头那样，慢慢地抬起头和上身，脊柱向后弯曲。不要猝然地抬起身体，慢慢地一节脊椎一节脊椎地弯曲，感受到压力逐步由颈部、背部、腰部、一直传递到骶骨。身体从肚脐到脚趾贴在地面上。

在这个体式中保持一段时间，然后慢慢一点一点地放下头部。吸气后弯，屏息保持，呼气放下。重复做6次。

眼镜蛇式有很多变式，以使脊柱得到最大限度的后弯。

背部的表层肌肉和深层肌肉都得到了有效的调节。这个体式能缓解由于过于劳累而引起的背痛。通过拉伸强化了

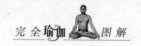

腹肌，并提高了腹腔内的压力，所有的腹部脏器都得到了调节。每一节脊椎和韧带都被拉向后方，得到了丰富的血液供给。该体式还能提升身体热能，去除许多疾病的根源。

Bhujangasan 眼镜蛇式对调节女性的卵巢和子宫的功能特别有效。它堪比一剂强大的补品，能有效缓解闭经、痛经、白带等各种的子宫卵巢疾病。

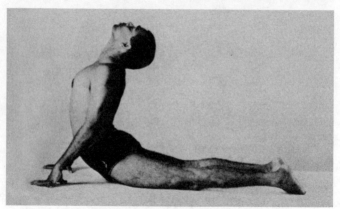

图77　眼镜蛇式2

练习方法：Bhujangasan 眼镜蛇式变式2

从眼镜蛇变式1，进一步抬起身体，伸直手肘。在眼镜蛇变式1中，双肘没有伸直，脊柱的骶骨区域向后弯。在眼镜蛇变式2中，整条脊柱从骶部到颈部完全向后弯。

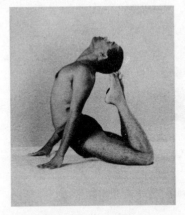

练习方法：Bhujangasan
眼镜蛇式变式3

从眼镜蛇变式2，最大限度地弯曲脊柱，然后弯曲双膝，脚趾靠向头，脚尖去触碰后脑勺。

图78　眼镜蛇式3

练习方法：Salabhasan 蝗虫式变式1

俯卧，双手放在身体的两侧，掌心朝上。微微抬起头，下巴触地。然后慢慢地吸气，收紧全身，高高地抬起双腿。双膝应该伸直，骶骨也随着双腿微微抬起。胸部和双手承受着两腿的重量，大腿、小腿和脚趾保持在一条直线上。在体式中保持20秒钟。然后慢慢退出。根据自己的能力重复3到4次。

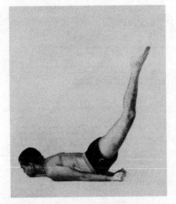

图79　蝗虫式1

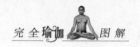
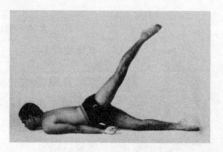

图80　蝗虫式2（半蝗虫式）

练习方法：Arhda-Salabhasan 半蝗虫式变式2

交替抬起左右腿。在掌握了这个体式后，可以同时抬起双腿。这个体式是全蝗虫式的准备体式。

练习方法：Salabhasan 蝗虫式变式3

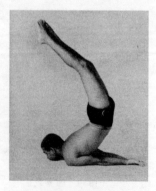

图81蝗虫式3

这个体式中会更多地使用颈部及其韧带，而之前变式1中使用的是骶部和腰部。练习方法同变式1基本相同，但双手必须更加用力来抬起身体，直到整个身体的重量都落在下巴上。这个体式背部和肩部肌肉（颈阔肌、斜方肌、头颈夹肌、胸锁乳突肌）以及上臂的肱二头肌和三角肌等施加了巨大的压力，拉伸了肌肉和肌腱，改善了循环。如果练习正确，这个体式看起来和肩倒立正好相反。

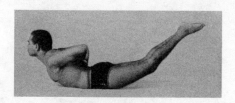

图82　蝗虫式4

练习方法：Salabhasan 蝗虫式变式4

在变式1中，把双手放在背部，抬起下巴。然后，在不用双手和下巴的辅助下，抬起双腿和胸部，在腹部平衡。

这个体式有力地锻炼了腰部，挤压和调节了腹部脏器。

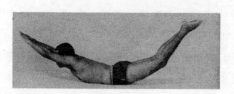

图83　蝗虫式5

练习方法：Salabhasan 蝗虫式变式5

做法同变式4基本相同，不同点是把两臂向前伸展，使指尖和脚尖处于相同的高度。身体的形状就像一条小船。

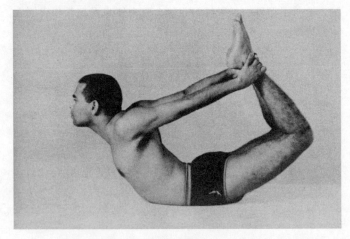

完全瑜伽图解

图84 弓式1

练习方法：Dhanurasan 弓式变式1

这种体式看上去就像一张弓，拉伸的手和小腿就像弓弦，身体和大腿为弓背。

俯卧，放松肌肉。现在将小腿弯曲至大腿上方，双手紧紧抓住对应的脚踝，用力拉起双腿，抬起头、身体和双膝，使整个身体的重量落在腹部，脊柱像弓一样向后弯曲。保持体式几秒钟后休息。在做这个体式时屏住呼吸，注意动作不要做得太突然猛烈。

如图所示整个脊柱像弓一样向后弯曲，这是一种对颈椎、胸椎、腰椎或尾椎的最好的练习。

这个体式综合了眼镜蛇式和蝗虫式的功效。背部肌肉得到了很好的按摩，能有效缓解便秘，治疗消化不良、风湿病和肠胃紊乱。它能够减少脂肪、促进消化，增进食欲，消除腹部脏器的瘀血。建议女性多做这个体式。

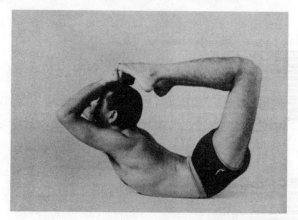

图85 弓式2

练习方法：Poorna Dhanurasan全弓式变式2

这个体式叫作Poorna Dhanurasan全弓式。做这个体式，脊柱必须具有相当的柔韧性。

俯卧，向上弯曲双膝。双手抓住双脚的拇指，把双脚慢慢地拉向头部。

这个体式给予了脊柱最大程度的锻炼。

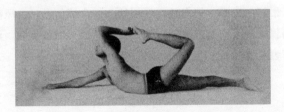

图86 弓式3

练习方法: Dhanurasan 弓式变式3

在这个体式中，身体的一侧后弯，另一侧伸直。

俯卧，弯曲右膝。用右手抓住右脚趾，慢慢地拉向头部，后背右侧向后弯，然后换做左侧。左右侧各做2次。

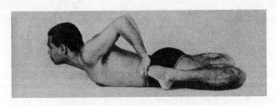

图87 弓式4

练习方法: Dhanurasan 弓式变式4

这个体式能更有效地锻炼脚踝、膝盖和肩部的肌肉。

俯卧，弯曲双膝。然后双手向下按压双脚，直到脚跟碰到地板。保持头部抬起。

·坐姿后弯练习

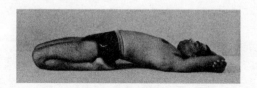

图88 卧英雄式1

练习方法：Supta Vajrasan 卧英雄式变式1

坐在脚跟上，在手肘的帮助下，慢慢地向后弯，直到平躺在地上。两臂在头后交叉。

这个体式对女性特别有益，能拉伸腿部和臀部的肌肉。

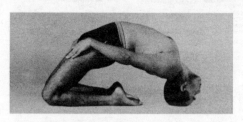

图89 卧英雄式2

练习方法：Supta Vajrasan 卧英雄式变式2

在这个体式中，脊柱必须尽量向后弯。用小腿和头部支

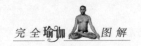

完全瑜伽图解

撑身体，双手放在大腿上。这个体式是对脊柱极佳的锻炼。颈部、甲状腺和副甲状腺也得到锻炼和大量的血液供给。

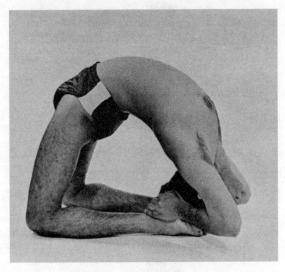

图90　全卧英雄钻石式

练习方法：Poorna Supta Vajrasan 全卧英雄钻石式

跪坐，慢慢地躺下来，保持双膝并拢。头碰到地后，把臀部和身体抬起来，头部和小腿着地。双手将头部推向脚后跟。通过持续的练习，头部就能够接近脚跟。对初学者来说，这个体式可以极大地提高背部的柔韧性，扩展胸廓。

112

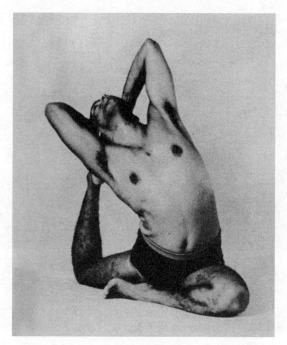

图91 鸽子式

练习方法：Kapotha Asan 鸽子式

弯曲右膝，把右脚放在左大腿根部，然后向后方伸展左腿，屈膝。双手将左脚拉向头部。尽量向后弯曲头部和胸部。左右交替练习几次。

这是很好的伸展小腿、大腿和背部肌肉的练习。

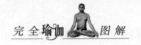

·手臂平衡的后弯练习

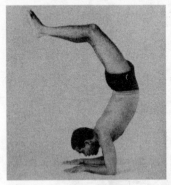
图92 蝎子式1

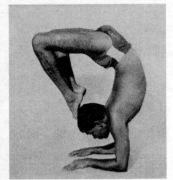
图93 蝎子式2

练习方法：Vrischikasan 蝎子式

第一阶段，跪在地上，身体前屈，将前臂放在地上（掌心向下）。用前臂向下压于地面之上，然后双腿向上踢起并伸直。抬头，保持身体平衡。

第二阶段，从上面的姿势开始，慢慢地弯曲双腿，双脚靠向头部。头部必须保持一直离地，面部应同地板保持平行。慢慢地用脚掌去触碰头顶。

这个体式能最大限度地弯曲脊柱，给整个生理系统带来平衡。只有在熟练掌握了头倒立和Chakrasana轮式后，才应练习这个体式。

这个练习伸展了包括脊柱和韧带在内的几乎全身的肌肉，改善了包括脑部在内的全身循环。这个体式难度很高，需要长时间的练习才能熟练掌握。

练习方法：Vrikshasana 树式

这是手平衡的体式，只有在熟练掌握了头倒立之后

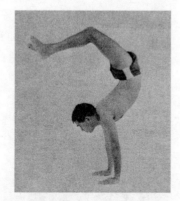

图94　树式

再尝试这个体式。开始的时候可以利用墙壁来支撑，直到能自己掌握平衡。这个体式强化了手臂和肩膀。不像头倒立，这里头部不接触地板，因此脊椎体是不承受压力的。

· 站姿后弯练习

练习方法：Chakrasana 轮式变式1

这个体式有两种练习方式。

仰卧，弯曲手臂和腿，抬起身体，手脚撑地。双手向脚的方向移动，使脊柱尽量后弯。

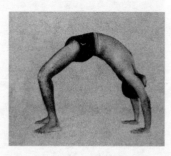

图95　轮式1

在这个体式中，腿部、臀部、肩部和手臂的肌肉，脊柱及其韧带得到了完全的弯曲和伸展。仅仅这一个体式，就能获得几乎所有后弯体式带来的益处。熟练者可以练习变化式，以获得更多益处。

练习方法：Chakrasana
轮式变式2

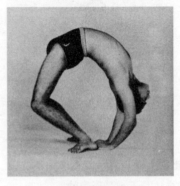

图96 轮式2

从轮式变式1，慢慢地把双手向脚的方向移动，直碰到脚跟。这是最终的体式，全身看上去就像一个轮子。

练习方法：Eka Pada
Chakrasana 单脚轮式变式3

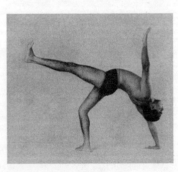

图97 轮式3

从轮式变式1，抬起右脚和右臂，用左手和左脚支撑身体。休息之后，在另一侧做相同的动作。

轮式的第二个方法，从站立姿势，慢慢地后弯，直到双手触地，用双臂、双脚支撑身体。初学者在练习这个动作的时候，应该非常小心，因为可能会朝后摔倒以致碰伤头部。这个体式需要更多的平衡能力和柔韧性。为了安全起见，可先练习轮式变式1。

这个体式可以做2到3次。

练习方法：Chakrasana
轮式变式4

站立，双手放在大腿两侧。向后弯，将身体重量带到脚跟和小腿肌肉上。在向后弯的时候，把双手移向脚踝，最后用手抓住脚踝，尽量将身体向下拉（这个练习就好像站立的弓式）。

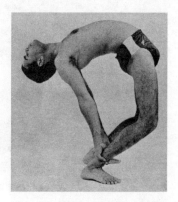

图98　轮式4

练习方法：Chakrasana
轮式变式5

跪姿，抬起臀部，身体向后弯。然后手抓脚踝。深呼吸后屏息几秒钟，重复做3到4次。对于初学者来说，这个体式比前两个变式容易掌握。

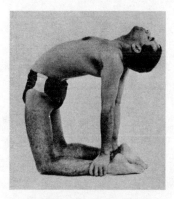

图99　轮式5

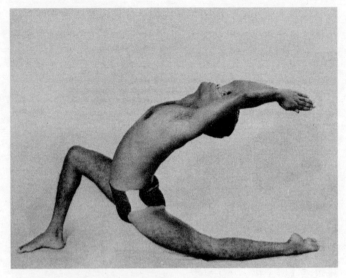

图100　新月式（分腿式）

练习方法：Anjaneyasana 新月式

最大限度地把右腿向后伸展。弯曲左膝，左脚踩地。双手举过头顶，慢慢脊柱向后弯，直到手、脊柱和腿组形成了一个半圆形。

· 脊柱的横向运动

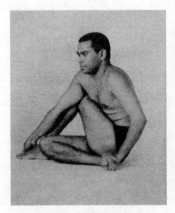 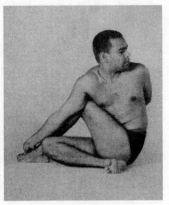

图101　脊柱扭转1A　　　　　　　图102　脊柱扭转1B

练习方法：Ardha Matsendrasan 半脊柱扭转式

前面介绍了脊柱的前屈和后弯。现在我们来介绍腰背部、腰部及腰骶部的横向运动，同时会结合臀部和骨盆的伸展。

在地上铺一块毯子，坐在毯子上，曲双膝，双脚着地，双膝靠近胸口。曲右膝，右脚后跟抵住会阴，保持不动。然后弯曲左膝，双手把左脚放到右大腿外侧的地上。右臂越过左膝，右手紧紧地抓住左脚。左膝处于右腋窝下。为了给脊柱扭转提供更有效的力学优势，可把左手绕过背部，抓住右大腿。现在，稳定地牵拉和扭转脊柱。为了使整条脊柱都得

119

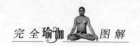

完全瑜伽图解

到相同程度的扭转，颈部也转向左肩。保持胸部向前向上。

　　保持这个体式5秒钟，然后松开手和腿。交换手腿的位置，在另一侧重复同样的过程，向右侧扭转脊柱。这就完成了整套的脊柱扭转。

　　这个体式能保持脊柱的弹性，有效地按摩了腹部脏器。改善腰痛和各种背部肌肉的风湿病。脊髓神经根和交感神经系统得到调节，获得了良好的血液供给。这个体式对于治疗便秘和消化不良极好。在这个体式中，每一个脊椎都得到了两个方向的扭转。连接脊椎的韧带也得到了同样的扭转，获得了丰富的血液供给。所有的脊柱神经都得到了调节。

　　下面几页介绍了这个体式的两种变式。

　　练习方法：Ardha Matsendrasan 半脊柱扭转式变式2

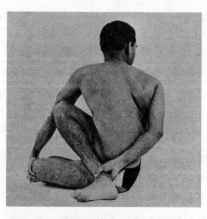

图103　脊柱扭转2

在变式1中，脊柱的扭转从上到下是均匀的。在变式2中，上肩部的肌肉得到进一步的扭转。

坐好，弯曲右膝将右脚跟放在裆下。左腿跨过右大腿，左脚平贴地面。把右臂放到左膝后方，拿住右膝盖。左臂绕过身体后侧，紧紧抓住左

120

脚踝。保持这个姿势30秒到1分钟，然后在另一侧做相同的动作。通过身体向两侧的扭转，脊柱横向上变得柔软，主要的交感神经束得到加强，背部的肌肉也得到了按摩。

　　练习方法：Poorna Matsendriyasana 全脊柱扭转式变式3

　　这是最难掌握的体式之一。在练习这个体式之前，必须娴熟地掌握莲花坐。变式3和变式1的区别仅在脚的位置上。在半脊柱扭转中，右脚放在大腿的下边，左脚放在右膝的外侧。在这个

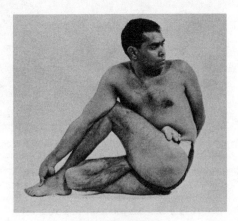

图104　脊柱扭转3

体式中，右脚放在腹肌和大腿之间，左脚还放在同样的位置（右膝的后外侧）。当你把右臂放到左膝的外侧，抓住左脚踝的时候，位于腹部和大腿之间的右脚会强烈地挤压肝脏和胃。肾脏和肠道也受到挤压。因此，所有的腹部器官都得到了按摩，血液循环得到了改善，消化过程中产生的毒素也得以排除。

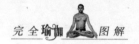

·平衡练习

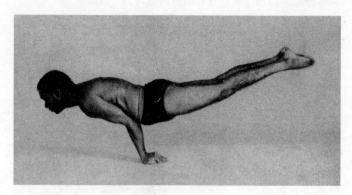

图105　孔雀式1

练习方法：Mayoorasan 孔雀式变式1

在梵文中，mayur代表"孔雀"。在做这个体式的时候，身体就像一只开屏的孔雀。

跪在地上，两臂并拢，手掌向下，放于地面之上，指尖朝着身体的方向。手指可以微微弯曲，这样有助于平衡。双手稳定。现在前臂稳固地支撑整个身体。慢慢将腹部放在并拢的两肘之上，用手肘支撑身体。然后吸气，两腿伸直抬至与地面平行，脚与头同高。保持这个姿势5秒钟，然后把脚趾落到地上，呼气。休息几分钟。可以再重复练习2到3次。

练习方法：Mayoorasan
孔雀式变式2

从孔雀式变式1，将额
头放到地上，向上最大限
度地抬起双腿。

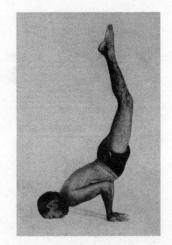

图106 孔雀式2

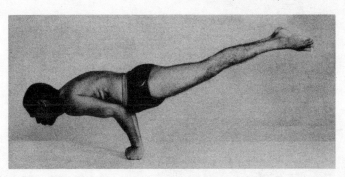

图107 孔雀式3

练习方法：Mayoorasan 孔雀式变式3

双手握拳，平衡于双拳来到孔雀式。

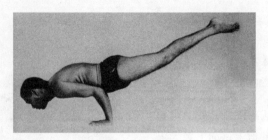

图108　孔雀式4

练习方法：Mayoorasan 孔雀式变式4

把手指朝着头的方向做孔雀式。手腕会得到额外的锻炼。

练习方法：Mayoorasan 孔雀式变式5

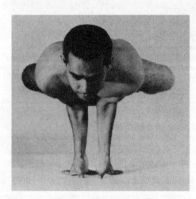

图109　孔雀式5

以莲花坐坐好。把拇指同其他四指分开，来到孔雀式平衡。这个体式锻炼了手掌和手腕的背侧腕韧带。

所有平衡体式都会强化手臂的肌肉，增加了肺活量。

孔雀式对改善各种胃部异常特别有效。

由于两肘对下腹部的挤压，腹部的主动脉部分受压，更多的血液被输送到消化器官，肝脏、胰腺、胃、肾脏也得到了调整。腹腔内的压力提升到很高的水平，腹内脏也得到了调节。Mayoorasan孔雀式能唤醒昆达利尼能量（灵性力量）。肝功能不振也会消失。

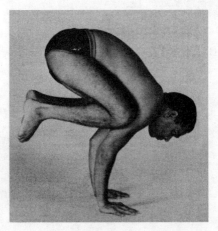

图110 乌鸦式

练习方法：Kakasana 乌鸦式

蹲在脚趾上，双膝分开。双手稳稳地放在地上，双膝分别放在两侧的手臂上。慢慢地抬起双脚脚趾，保持平衡，尽量长时间地保持这个姿势。重复做3到4次。

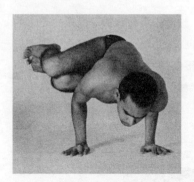

练习方法：Parswa
Kakasana 侧乌鸦式

双手稳稳地放在地
上，双膝并拢放在右臂
之上，保持平衡。然后
在另一侧重复相同的动
作。

图111　侧乌鸦式

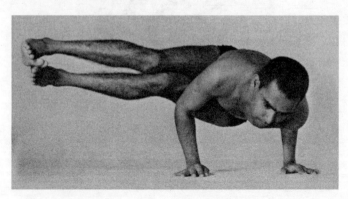

图112　扭转式1

练习方法：Vakrasana 扭转式变式1

首先取侧乌鸦式，然后慢慢地伸直双腿。

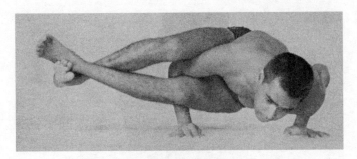

图113　扭转式2

练习方法：Vakrasana 扭转式变式2

伸直双腿，把右手放在两腿之间。然后，把左脚踝扣在右脚踝上。慢慢地抬起身体和腿，平衡于双手。

这个练习对强化手臂、肩部的肌肉非常有效。可反复数次。

练习方法：Kukutasan

公鸡式

以莲花坐坐好，把双手插入大腿和小腿肌肉之间，直到肘部。然后，深呼吸，用手掌撑起身体，保持平衡。

这个体式能锻炼手腕和肩部的肌肉。

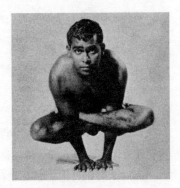

图114　公鸡式

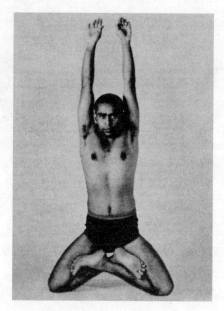

图115　坐山式

练习方法：Parvatasana 坐山式

在厚毯子上以莲花坐坐好。平衡于双膝和双手，慢慢地抬起身体。接着慢慢地举起双臂，平衡于双膝。

· 腿部的瑜伽练习

首先来简单地看一下脚和脚趾的运动。对于脚，向上的运动称为屈曲，向下方的运动称为伸展，或叫作跖屈。

而对于脚趾，向上的运动叫作伸展，向下方运动叫作屈曲。因此，脚踝和跖趾关节的伸展和屈曲的方向正好相反。

腿部的肌肉可以分为以下几组：前侧、侧面和后侧。

脚与体态，与腹部和头颅内组织的创伤息息相关，因此脚部机能受到任何干扰，都会影响到全身。许多腿部、膝盖、后背、髋部，以及一般的健康问题，往往都是由于脚部缺乏运动所致。

伴随着文明的发展，出现了鞋子和袜子。它们影响了脚的运动，也在一定程度上导致了整形外科医生和其他专家遇到的影响运动的常见疾病。

现在大家都知道，脚部良好的循环是脚趾健康的基础。当大腿被勒紧的吊袜带或者卷起来的长筒袜边极大地限制了的时候，脚部良好的循环就很难维持。这种限制妨碍了血液的正常流动，容易破坏静脉瓣膜，造成静脉曲张。

很少有人了解如何通过恰当的运动来保护脚。在很多情况下，脚部的剧痛是因为脚部最主要的骨头——踝骨出了问题，比如足弓下塌的情况，俗称扁平足。这种情况女性多于男性。

通过简单的运动，比如脚尖和脚跟交替步行，或者尽可能不穿鞋子，很多脚的疾病都可以得到解决。

以下练习对维持腿脚的正常循环和健康的肌肉非常有效。

足弓能增加脚的力量和弹性，并为脚掌心的软组织，比如血管和神经，提供保护。双脚是身体其他部分的坚实根基。

足弓部位的骨骼纵向排列，前后有两个支撑点。足弓的前部可以分成两段，内侧部分由三个跖骨、三个楔状骨、舟

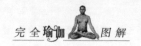
状骨和距骨组成。内侧部分对弹跳的动作特别重要。足弓的横向部分对于为站立提供支撑更为重要。脚掌心的横向穹隆由前部的距骨和后部的一排踝骨组成。

支撑足弓的韧带包括：

一、足跟舟韧带（填补了足弓内侧舟状骨和跟骨之间的长长的空隙）。在它下面，是起支撑作用的胫骨后肌的肌腱。

二、足底长韧带。为其下方的腓骨长肌腱形成了一个通道。

脚底深处还有很多作用于脚趾的肌肉。

·腿部肌肉和脚部的瑜伽练习

练习方法：
Bhadrasana 束脚式
变式1

伸直两腿，弯曲膝盖，双脚掌心贴合。在保持脚掌并拢的情况下，脚向身体移动，使脚跟靠近腹股沟。双手放在膝盖上，将双膝压向地面。

这个练习拉

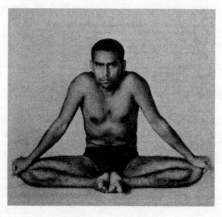

图116　束脚式1

伸了大腿和小腿的肌肉。

练习一次，保持3到5分钟。

练习方法：Goraksha Asana 束脚式变式2

从Bhadrasana束脚式变式1，抬起身体，把会阴放到脚跟之上。保持1分钟，逐渐增加至3到5分钟。

练习方法：Sakthi Chalini 神经能量刺激式

在进行这个练习前，必须熟练掌握束脚式变式1。以束脚式变式1坐好，然后将双手插入小腿肌肉和大腿之间（有必要的话，可稍微放松束脚式，但保持脚掌并拢）。双手紧紧地抓住脚趾。把双脚拉向身体，同时扭转脚踝，

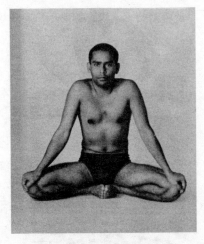

图117　束脚式2

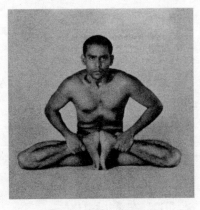

图118　神经能量刺激式

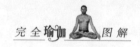

使脚跟朝上，脚趾触地，并拢的双脚同地面垂直。抓住脚踝并拉向腹部。

练习方法：Khanda Peeda Asana 脚踝扭转式

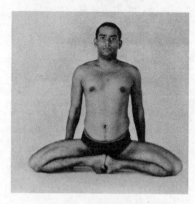

图119 脚踝扭转式

首先做Sakthi Chalini 神经能量刺激式，双手离开脚踝，将身体微微抬起，脚趾保持触地，身体前移，坐到脚上。脚趾朝后，脚跟朝前。双脚掌并拢，压住khanda会阴，或者说双腿之间的空隙。

这个体式难度非常大，应该在教师的指导下非常小心地练习。

练习方法：Nabhi Peeda Asana 脚踝向上扭转式

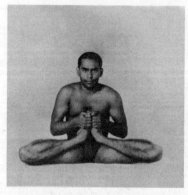

图120 脚踝向上扭转式

双脚脚后跟并在一起，双手辅助，将脚后跟向上拉向肚脐的方向。

这里脚踝的运动方向同脚踝扭转式中正好相反。

练习方法：Mandukasana

青蛙式

双腿并拢，跪坐。然后
尽量分开双膝，坐在地上。
大脚趾相触，双手放在膝盖
上。在这个姿势中保持2到3
分钟。慢慢地尽可能地分开
双膝。这个练习对脚踝和膝
关节非常有益。

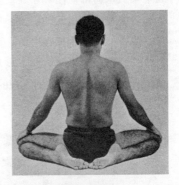

图121　青蛙式

练习方法：Gomukhasana

牛面式

在这个练习中，脚踝
扭转的方式比较特别（仔细
看图）。青蛙式中双脚脚趾
相对，这里正好相反。在这
个姿势中，脚跟侧放，脚尖
朝外，膝关节会得到额外的
扭转。进行这个练习时，膝
关节和踝关节处会感受到压
力。在练习时应非常小心，

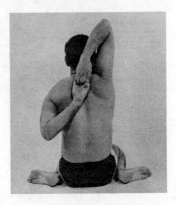

图122　牛面式

不然可能会扭伤脚踝和膝关节。先把重量带到双手，双手撑
住地板，慢慢向下坐，直到坐稳。需要2到3周的练习才能坐
得舒适。掌握了这个姿势之后，就可进入下一个阶段，运用

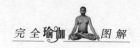

双手来锻炼肩部肌肉和手臂。先在上述姿势中稳定地坐好，举起右手，带到肩膀的后方。然后将左手从下方带到身后，弯曲手臂，将双手抓在一起。两侧交替练习。正确地练习这个体式，可以锻炼斜方肌，增加胸廓的容量。这个体式还能预防滑囊炎和肩关节处钙沉积的形成。

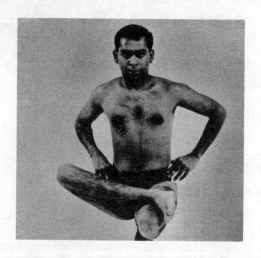

图123　脚尖式

练习方法：Padandgushtasana 脚尖式

先跪坐，慢慢地抬起双膝。在不用手帮助的情况下，安全平衡于脚趾。双手放在膝盖或髋关节上。在这个体式中保持2到3分钟，然后逐渐增加到5分钟。练习几天以后，可以试着用单脚保持平衡。用右脚保持平衡的时候，把左脚放在右大腿上。左右脚交替练习，每侧保持半分钟到2分钟。脚穿鞋过紧，会造成脚踝和脚趾的肌肉疲劳。这个练习能有效缓解这种疲劳。对扁平足的人来说特别有益。

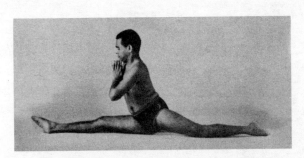

图124　神猴哈努曼式（劈叉式）

练习方法：Anjaneyasana 神猴哈努曼式（劈叉式）

伸直双腿。左腿向后，同时保持右腿伸直稳固。脸朝着右脚的方向，保持双腿向相反方向伸直。

练习方法：Akarna Dhanurasan 拉弓式变式1

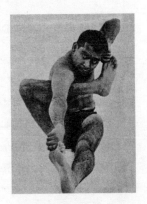

伸直双腿，弯曲右膝，把右脚放到左大腿上。然后，伸直左腿，用右手紧紧抓住左脚。接下来，用左手把右脚往上拉，直到

图125　拉弓式1

碰到耳朵。左右交替重复3次。这个练习增强了下肢关节的灵活性，强化了腹部肌肉。

练习方法：Akarna Dhanurasan 拉弓式变式2

伸直双腿，右手抓住右脚，左手抓住左脚。然后把右脚拉到右耳的右侧。这个练习拉伸了腿部肌肉，并能使髋关节变得灵活。

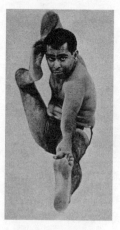

图126　拉弓式2

练习方法：Akarna Dhanurasan 拉弓式变式3

这个姿势同拉弓式变式2只有细微的不同。在这个姿势中，不把脚拉向右耳或左耳，而是把脚直接拉过头顶，以让大腿肌肉得到最大限度的伸展。左右交替练习，重复3到4次。

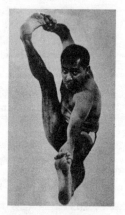

图127　拉弓式3

· 坐姿练习

练习方法：Yoga Mudra
瑜伽身印式变式1【莲花坐+
前屈】

在毯子上，取莲花
坐。双手握拳，插在脚后
跟和腹部之间。接着，呼
气，身体慢慢地前倾，尽
量将额头靠近地板。在这
个姿势中保持10秒钟，然
后回到原来的坐姿，慢慢
地吸气。反复做6次。

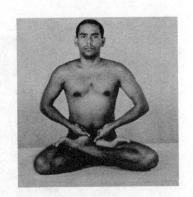

图128　瑜伽身印式1

练习方法：Yoga Mudra
瑜伽身印式变式2【束莲花坐
+前屈】

在这个高阶的体式
中，背部和腹部的全部肌
肉都得到锻炼。

这个体式会调节以
下主要肌肉：背部肌肉，
如斜方肌、冈下肌、三角
肌、大菱形肌等，腹部肌

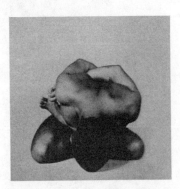

图129　瑜伽身印式2

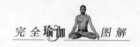

肉，如腹外斜肌、腹直肌、腹内斜肌等。相比变式1，这个体式中交叉的双手给胰脏、肝脏和脾脏带来更强的刺激。

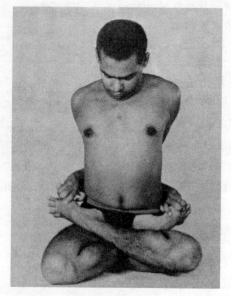

图130 束莲花式

练习方法：Bandha Padmasan 束莲花式

取莲花坐。将右臂绕过后背，抓住右脚。左手用同样的方式抓住左脚。

这个姿势对初学者来说较难。它能扩张胸部，牵拉肋骨、肋间肌和肩部肌肉。

138

练习方法：Garbhasana

胎儿式

像在公鸡式中那样，将双手插入大腿和小腿肌肉之间，两肘穿出。用右手抓住右耳，左手抓住左耳。在做最后这个动作时，需要格外小心。因为用手抓耳朵的时候，身体容易向后倒。通过练习，习练者可以慢慢平衡于臀部，并稳定保持。

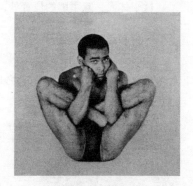

图131　胎儿式

这个体式能增强消化力，增进食欲，使排便更顺畅，去除各种肠道疾病。同时还能加强手和腿的力量。这个练习充分活动了髋关节，改善了下半身的血液循环。

练习方法：Veerasana

英雄式

伸直双腿。弯曲右腿放在左大腿下，使右脚靠近左臀。将左腿放在右大腿上，左脚靠近右臀。将左手放在背后，向上伸直

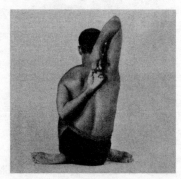

图132　英雄式

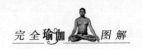

右臂，弯曲右肘向背部。双手交扣。肩部和手臂的肌肉会得到拉伸。

这个体式，除了腿的位置外，同牛面式相似。

· 背和腿的站立练习

练习方法：Pada Hasthasan 手触脚式变式1

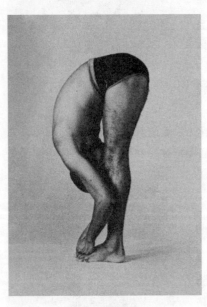

图133 手触脚式1

站直。深深吸气，将双臂举过头顶。慢慢地呼气，保持伸直的双臂紧贴耳朵，向前弯曲身体，直到手指触碰脚尖，鼻子触到膝盖。通过练习，练习者应该可以将脸埋在双膝之间，双手稳定地按在地面上。保持这个姿势5秒钟，然后慢慢地吸气，抬起身体恢复到站立的姿势。重复做4次。

这个体式能伸长脊柱并保持其柔韧性，消除腹部脂肪。特别适合那些希望消除多余脂肪，保持体态优美的女性。

练习方法：Pada Hasthasan
手触脚式变式2

微微分开两腿站立。将
双手放到背后，用左手抓住右
手。弯曲上身贴近右腿。稍微
将身体转向右腿一些。身体弯
向左腿，重复同样的练习。

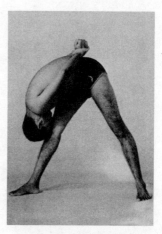

图134　手触脚式2

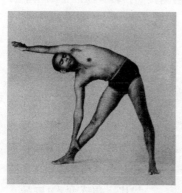

图135　三角式1

练习方法：Trikonasan
三角式变式1

站立，两腿左右分开
约60到90厘米。两臂平举
与肩同高，掌心向下。慢
慢地向左弯，直到左手触
到左脚趾。保持5秒钟后
慢慢地回到站姿。在进入
和出来的过程中，不要弯
曲双臂和双腿。从站姿弯

向右侧，右手去触碰右脚。保持5秒钟后慢慢地回到站姿。重
复做4次。

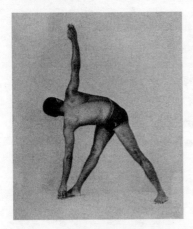

图136　三角式2

练习方法：Trikonasan

三角式变式2

保持双腿分开，扭转身体向后看。慢慢地弯曲身体，用左手去触碰右脚。右手伸直，左手至右手呈一条直线。

三角式能调节脊柱神经和腹部器官，促进肠道蠕动，增加食欲。身体变得轻盈。躯干的肌肉得到

收缩、放松和拉伸。脊柱向两侧横向扭转，肌肉得到完全的拉伸。这能保持脊柱的弹性。

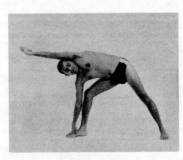

图137　三角式3

练习方法：Trikonasan

三角式变式3

直立，双脚分开约90到120厘米。稍弯右膝，整个身体向右侧弯曲，直到右手碰到右脚。这个姿势比三角式变式1容易。初学者和老年人可以在练习变式1和2之前，先练习这个姿势。

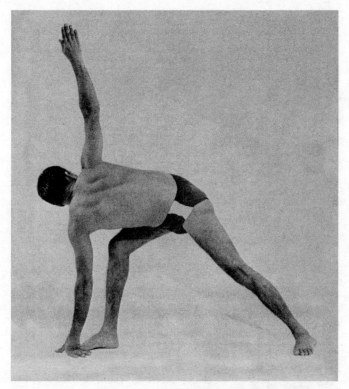

图138　三角式4

练习方法：Trikonasan 三角式变式4

做法同三角式变式3，不同的是扭转脊柱使左手触到右脚。背部肌肉在前弯的同时被扭转。

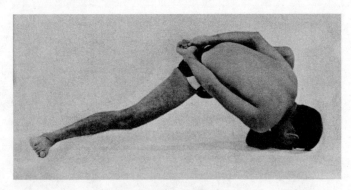

图139 头触脚式

练习方法：Sirangushtasana 头触脚式

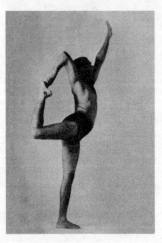

图140 舞王式

这也是三角式的一种变式。尽可能分开双脚站立。双手在背部交叉，然后身体朝右脚的方向弯曲，直到鼻子碰到右脚，这是拉伸大腿和小腿肌肉的练习。

练习方法：Natarajasan 舞王式

站立，向后弯曲右膝，用右手举过头顶，从身后抓住右脚的拇指，拉向头部。

这个体式给腿部肌肉和

脊柱极佳的锻炼，伸展了各种韧带。

　　练习方法：Garuda Asana 鹰式

　　站立，抬起右腿，绕在左腿上。双肘在身前交叉，左肘在上，两臂紧紧地压在一起。站立在右腿上，在另一侧重复相同的动作。

　　这个姿势能强化小腿肌肉，去除大腿上多余的脂肪。

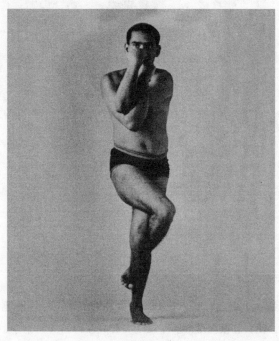

图141　鹰式

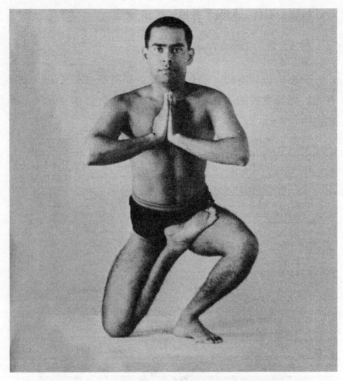

图142 马面式

练习方法：Vatyanasana 马面式

站立。弯曲右膝，把右脚放在左髋关节上。慢慢地弯曲
左腿，使右膝接触地面。平衡于右膝和左脚。

这是加强下半身柔韧性的极好的练习。

练习方法: Beka Asana
鹤式

站立。双手把右脚慢慢地抬过头顶。伸直左膝，尽量地伸直身体。

合掌，单脚平衡。开始时可用墙辅助。

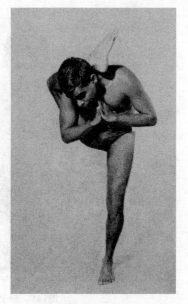

图143 鹤式1

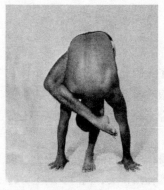

图144 鹤式2

练习方法: Eka Pada Hasthasan 单脚前屈式

从鹤式开始，右脚保持在颈部后侧，身体慢慢地前屈，直到头碰到左膝。

147

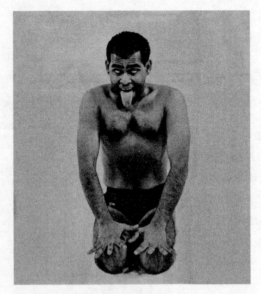

图145　狮子式

练习方法：Simhasan 狮子式

这个体式模仿搏斗中的狮子，因此叫狮子式。这个体式针对舌头和喉咙。为了增强舌根和喉部的血液循环，舌头要最大限度地伸出来。眼球向上翻，全身紧绷，就像狮子准备扑向猎物那样。

跪坐，手掌放在膝盖上，身体微微前倾撑于双手上。接着，收缩喉部的肌肉，尽量向外伸出舌头，同时，朝上方转动眼球。在这个体式中，要尽量多地呼气。重复做4到6次。

·注意：

所有高难度的体式必须在老师的指导下进行。没有适当的指导，任何肌肉和关节的扭转都有可能产生剧烈的疼痛。疼痛时，学生应该停止包括简单动作在内的所有练习。

还有一个重点是，绝不要去做超出自己能力的练习。

练习结束之后，放松10到15分钟。

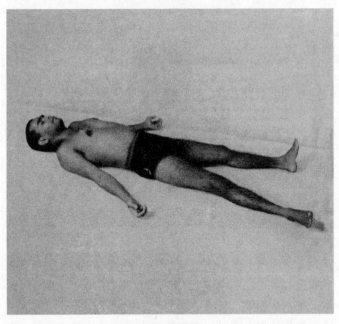

图146　摊尸式

第六章

摊尸式及放松

上一章节已经讲到，汽车要保持良好的运行必需的五大要素，其中之一，就是发动机升温时，进行冷却。这个原则也适用于人体。

长期的疲劳，身心的工作效率会下降。现代的社交生活、食物、工作，乃至娱乐，像拳击、摔跤，都让人难以放松。人们也忘记了在放松和休息时，自然恢复身体的方式。人们在休息的时候，也在消耗巨大的体能和心神。

身体产生的能量，多被浪费在无用功上了。其中肌肉紧张，就浪费了巨大的能量。

总是不必要地浪费能量，那增加能量就毫无意义。增加能量供给，而不顾及浪费，那提高供给，就是提高无意义的浪费。在任何一种身心的练习之前，需要学习的是观察和留意肌肉的紧张，并且学习放松，而且整个瑜伽训练体系都是基于这个原则的。

身体的每一个动作都能使肌肉紧张。休息的时候，也会发现自己的肌肉无缘无故地紧张。学习驾驶，身体和精神都会相当紧张，练车15分钟，新手们也会感到疲劳和肌肉疼痛。而经验丰富的驾驶员，即使行车百里也不会疲倦，这是因为肌肉的放松。虽然大部分人都开车，只有少数人知道在驾驶时如何完全地放松。那并不是说开车时漫不经心，正相反，比起紧张万分、应急状态的驾驶员，这些人的应激反应更快，消耗能量更少。在艺术、绘画、音乐等领域中也是如此，每一个天才，都会有意或无意地在工作时保持身心放松，这也是为什么他会技艺高超。

学习放松，首先要理解与之相反的紧缩是什么。

我们做一个动作的时候，有四个步骤会连续发生。首先，念头在心中升起，例如，想要从桌上拿一本书，这个念头传递到大脑，大脑把神经冲动，传送到负责这项工作的肌肉，并向这些肌肉提供生命能量。生命能量通过运动神经到达肌肉，让肌肉根据指令收缩。最终，这本书到手里了。每一个动作，不管是有意还是无意的，都要消耗一定的生命能量。有意识地做动作时，意识把信息传送到潜意识，潜意识立即按照指令，把生命能量送到指定的部位。习惯性地做动作时，意识没有发挥作用，潜意识独自承担所有的任务，包括发出指令及完成动作。如果我们对生命能量的消耗超出了身体的恢复能力，身体就会感觉虚弱。这是能量消耗的一种方式。

能量消耗的另外一种方式，是不牵涉任何肌肉运动，是通过担忧、悲伤、焦虑、愤怒、贪欲等情绪。任何人都有情绪，只有极少数人能够驾驭情绪，哪怕只是适度控制。失控的情绪很快就能把体内蓄积的生命能量消耗殆尽。几分钟的

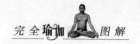

愤怒比一整天的体力劳动所耗费的能量还要多。去观察一下愤怒中的人；看他全身的肌肉怎样的紧张，注意观察他不规则的呼吸、攥紧的拳头和充血的双眼。在这个时刻，身体有哪个部位是不活跃的呢？他心跳加快，血压上升，消化系统被打乱。突然爆发的怒火在神经系统内形成冲击波。不同的肌肉和器官为配合情绪而启动。可以想象，它们之后得要耗费多少的能量才能恢复正常啊！不只是愤怒，一切情绪都会对身体造成损害。在担忧和焦虑中煎熬的人，就算使用再多的补品、针剂、维生素，或者改善饮食，都无法根本地解决问题。

在愤怒、担忧、悲伤的情绪平息了以后，还会有一个恶魔在守候着要吞食我们的能量，我们称之为心理疲劳或精神紧张。由于紧张而造成生命能量的浪费，就像水龙头没有拧紧，导致水一直滴漏。我们就是这样，让能量在持续的紧张中漏走，进而带来肌肉和内脏的损耗。

人被激怒的时候，会有想要动手打对方的冲动，这时所有的肌肉都准备好要出手了，但是通过更高等的官能——理智，我们控制了打斗的本能。理智发出抑制的脉冲信号，阻止了这种行为。发出指令和收回指令这双重行动如此之快，让大脑都来不及做出决定。于是，两种对立的念头产生的电流刺激让肌肉颤抖。当情绪平息之后，肌肉还没有收到明确的放松指令，仍然会处于紧张状态。因低等情绪激动，头脑处于缺乏克制、不受约束的状态，神经活跃和肌肉紧绷。对于各种不必要的活动，往往既不叫停也不约束，身体的肌肉始终处在不必要的紧张之中，这导致了巨大的能量浪费，即使在休息的时候，肌肉也是紧绷的。这时，开始哪怕只是很少量的工作，整个肌肉系统，都被调动起来，就好像我们要做的是最困难、最繁重的工作。即使只是拿起一本书，所需要的能量，可能等同于要举起一个魁梧的人，或者输入几页文字就可能要耗费输入整卷书的能量。这是因为我们不停地在消耗肌肉的能量。观察一下有些人走路的方式。他们的肩部肌肉紧张。即使是坐着或书写的时候，肩部、臂部、腿部和腹部的肌肉也处于不必要的紧张之中。睡眠时也是一样，肌肉还在紧张着，继续消耗着能量，尽管我们并没有意识到。

人一生中，保持肌肉随时待命所用的能量，远比实际工作所用的能量多。

想要调和身心，就必须学会经济有效地利用身体所制造的能量，这也是我们学习放松的主要目标。

要记住，我们的身体通常会在一天的时间内制造出第二天所需的物质和能量。然而，通常由于糟糕的心情、愤怒、伤害或是极度的恼火，这些物质和能量在几分钟之内就消耗殆尽了。有时候，只是一瞬间的暴怒，几乎就可以耗尽一个人的所有能量。

激烈情绪的爆发和压抑过程，经常会演变成习惯，于身于心都会带来灾难性的后果。

放松时，几乎不消耗能量。尽管仍然有少量的能量在循环流动，以保障身体的正常运行；剩余的能量都被存储起来备用。

我们不应把放松与懒惰混为一谈。在婴儿期，幼儿自然

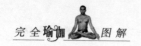
完全瑜伽图解

地就会放松。有些成年人也拥有这种放松的能力。他们往往因耐力、体力、精力及活力而闻名。据说拿破仑在连续不断的战斗中，能在马背上放松和睡觉。很多伟大的政治家和圣哲能够完成多得惊人的工作，靠的就是他们这种放松的能力。圣雄甘地和悉瓦南达大师就是我们这个时代的最佳代表。

让我们来观察一下蹲伏在老鼠洞口的猫，姿势轻松优雅，没有任何肌肉的收缩或紧张，却准备好随时启动。猫的安静是鲜活的安静，行动起来很少会失手。

为了实现完全的放松，瑜伽士通常使用三种方式，即生理的放松、精神的放松和灵性的放松。 只有到达灵性放松的阶段，人才能够彻底放松。 只有瑜伽士才明白什么是灵性放松。

1. 生理的放松

我们都知道，不管有意或无意，心动才有行动。念头要变为行动，身体得作出反应。我们想要完成某个动作，念头先在心中产生，传递到大脑，大脑通过神经传递信息，使肌肉收缩。肌肉收缩的背后有念头在起作用，放松同样也有念头的作用，另一种信息可以给疲劳的肌肉带来放松。这个放松的信息被称为自我暗示，暗示自己的肌肉和内脏器官去放松。我们不能控制心、肺、肝、脑等非自由器官，无法把念头直接传送给它们，但这些器官也需要休息和放松来提高工作效率，潜意识可以控制这些非自由器官的无意识功能，瑜伽士运用潜意识来放松这些器官。在本书另外的章节中我们会介绍潜意识以及潜意识是如何迅速执行暗示。当意识发送一个信息给某个器官，比如心脏或者肝脏，潜意识收到这个信息，就立即完成指令。这样，我们也就放松所有的这些非自由器官。首先，从脚趾开始身体的放松，一直向上，自我暗示各个肌群放松，直到来到最上面的眼睛和耳朵。然后，慢慢地，把信息发送到肾脏、肝脏及其他内部器官。

2. 精神的放松

担忧和焦虑，造成持久的精神压力，耗费的能量比生理紧张还要多。精神紧张的时候，把注意力集中在呼吸上，缓慢而有节奏地呼吸几分钟，头脑会慢慢平复下来。你可能会有种漂浮感，好像身轻如羽，会找到平和喜悦。

3. 灵性的放松

无论如何努力去放松头脑，也不能彻底消除心中的紧张和忧虑，除非达到灵性的放松。

人还认同于自己的身心，就会有担忧、悲伤、焦虑、恐惧和愤怒，引起紧张。瑜伽士明白，脱离对身体的认同，与自我意识分离，才能完全地放松。从精神的放松开始，他们就放弃对身心的认同，而是认同于那无所不在、无所不能、完全宁静、完全喜悦的真我，也就是内在的纯粹意识。所有能力、知识、宁静和力量都源于真我，而不是身体。认同身心，会成为邪恶情绪的牺牲品，摆脱魔掌的方法，就是明确自己的真实本性，认识到"我就是那纯意识，即真我"。这才完成了放松的过程。这个放松的体式叫作Savasan或摊尸式（图146）。

第七章

饮食宜天然

在前面的章节中，我们把身体比作汽车。汽车要行驶就需要汽油。同样，人体也要能量，这些能量可以从食物、水和空气中获得。本章就来解读一下天然饮食的必要。

食物有两个用途：一是作为燃料补充能量，二是修复人体的组织。无法靠食物补充能量的时候，身体就会自行消耗，损耗人体组织，体重下降。食物摄入量不足，体重会按比例减少。

身体的构建和修复需要以下的四个要素：

（一）蛋白质，或者说含氮类食物；

（二）碳水化合物；

（三）碳氢化合物，或者说脂肪；

（四）矿物质。

这些物质在蔬菜中的含量高于肉类。坚果、豌豆、豆类、牛奶及乳酪中有大量的含氮物质(即蛋白质)。而小麦、燕麦、大米和其他谷物、马铃薯等的主要成分是碳水化合物（即淀粉和糖）。

几乎所有的蛋白质食品和植物油都可以提供碳氢化合物，也就是脂肪。铁、钾、钙、钠等重要的有机矿物质的元素，可以作为身体的净化剂、消毒剂、清血剂，能够产生电磁能量，而这些元素通常都能从植物中找到。有机矿物质的主要来源是水果和蔬菜。

水果和蔬菜还有助于维持血液中碱储备。血液携带二氧化碳到肺部以排出体外，适度的碱含量至关重要。

饮食中最重要的维生素来源是蔬菜。生菜、菠菜、卷心菜和番茄等可以生吃的蔬菜含有三种主要的维生素：维生素A、B、C。水煮对维生素A、B的吸收没有明显的影响，但油炸可能破坏维生素A和B。维生素C是形成良好骨骼和健康牙齿的必要元素，只能在水果和绿叶蔬菜中找到，另外新鲜牛奶中多少也有一些维生素C。加热、干燥、脱水、腌制、罐装和清洗等过程会很快破坏蔬果中的维生素C。

牛奶是全蛋白食品。因此，饮食中包含牛奶和乳制品，新鲜的水果如橙子、柠檬和菠萝，绿叶蔬菜（沙拉），以及全谷物，应该是富含维生素的理想饮食。

水果和未加工的蔬菜中含有多种抗坏血病的物质，它们能预防各种疾病。而肉类却经常会感染糟糕的疾病，比如旋毛虫病和蛔虫病等，食用者很容易会受到传染。

很多医生和营养师不让病人摄入肉类，这样可以消除痛风、风湿病，还可以预防尿酸病。研究发现素食者受伤后能更快痊愈，发热发烧的风险也极大地减低了。

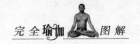

法国和英国的著名医学工作者都已证明，文明社会的人们很多病痛是由于肉类肌肉纤维中尿酸的沉积引起。人不仅要排除自身体内的尿酸，还必须排除从肉食中吸收的这部分。

例如，在一磅的肝脏中，含有19格令（约为1.23克)尿酸。在相同重量的牛肉中，含有约14格令（约为0.9克）尿酸。而每天身体产生并经由肾脏排出的尿酸只有6格令（约为0.38克）。当肝脏和肾脏无法排出额外摄入的尿酸时，体内积留的尿酸就成为痛风、风湿、头痛、癫痫、痉挛、神经紧张等病症的温床。显然，当一个人继续食用肉类的话，就无法治愈这些疾病。

虽然肉食者呈现出身体活力，但不具有素食者那样的耐力。素食者在最艰难的条件下也能不知疲倦地长时间地工作，而肉食者则只能在短时间内做大量工作，很快就会感到虚弱和饥饿。

天然饮食能增强抗病能力、益寿延年。

英国历史上最长寿的人——托马斯·帕尔于1635年去世，享年152岁零9个月。他并不是因衰老而死亡的。他只吃牛乳、干酪和硬面包，在120岁时再婚。后来帕尔迁居伦敦，有生以来第一次吃了油腻的食物，喝了酒，之后才去世。哈维博士解剖了帕尔的尸体，发现他的身体还处于极佳的状态。死因是"奢侈的生活引起的多血症"。

蒙特利尔著名的地质学家H.M.艾米教授在他的著作《北美洲地理学》（*Geography of North America*）一书中报告了这样的事实：在史前时代，人类的饮食不包括任何形式的肉类。根据该教授所说，在冰河时代，由于巨大的冰川覆盖了北半球，大面积摧毁了长有坚果和野生水果的森林，人类不得已而为之，开始食用肉类。

本质上讲，食物是由植物吸收并储存太阳能量而产生的。肉类的能量，是动物消耗植物能量后的残余。植物是所有动物能量的源头，当动物食用动物肉的时候，也是摄取了其他动物剩下的植物能量。

一个有趣的事实是：人类主要食用牛、猪、羊、山羊、马、鸡等食草动物的肉。野生动物中，人也喜欢吃鹿、兔子、野猪的肉，不是肉食动物虎、狮、豹等的肉。表明人类是从食草动物的肉中间，间接地摄取植物的能量。

人类吃的肉类食物非常失衡，有过量蛋白质，又极度缺乏钙和各种有助生长的维生素。土壤中的钙被植物吸收后，转变为有机的食物钙。借助阳光，植物的绿叶又制造了各种维生素。

爱斯基摩人生吃驯鹿冷冻的胃摄取维生素，替代草和其他蔬菜。他们的饮食方式是因为生存所需，没有选择。

肉类是所有食物中最易腐败的，鸡蛋也是。而牛奶和蔬菜只会消解或者发酵，腐败的肉类有害，会释放有害的毒素。研究证明，动物蛋白腐败的速度是植物性蛋白的两倍。

人类的肠道中还发现了几种动物寄生虫，常见的是牛肉、猪肉和鱼中的绦虫、蛔虫、蛲虫、钩虫、肝吸虫等。一般是由于进食了被寄生虫卵或成虫污染了的食物，虫卵经口腔进入人体的。卵孵化为成虫，在肠内继续生长、繁殖。某种特定种类寄生虫的胚胎还会被吸收到血液内，流遍全身。

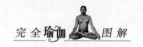

有时还会寄居在肝脏、脑、肺部和肌肉中，最后又回到肠内。

最常见的寄生虫的来源是被感染的牛肉、猪肉、和鱼，当然还有被污染的水。感染了寄生虫后并不一定会表现出非常典型的症状。在很多情况下，长时间内没有任何症状。感染的主要症状包括腹痛、不规则排便、直肠瘙痒、呕吐、头痛、心情抑郁和食欲减退。有时还会出现严重的贫血，大便中出现血液和黏液，以及寄生虫及虫卵。

普通的烹调并不能杀灭这些寄生虫，因为它们能耐很高的温度。

活的动物肌肉组织是柔软的，死后的肌肉组织因凝固作用而硬化。肉变得僵硬，一直到腐败为止。所以有这个做法，就是把肉类放置一段时间让它"熟透"，也就是给它时间去腐烂。

根据法尔格和威尔普尔在《生理学和病理学》（*Journal of Physiology and Pathology*）期刊上发表的实验报告，腐败的肉类含有许多毒性物质，其中有一些会使血压升高。有些医生让动脉硬化或高血压病人禁用肉类，避免他们有机会接触腐败肉食，也避免肉类在小肠中进一步腐败。

以下用兔子做的实验报告也显示了动脉硬化的原因之一在于食肉过多。

第一组兔子用面包和肉饲养，第二组兔子则完全不喂肉。两组都在条件相同的实验室里饲养。食物中包含36%蛋白（大部分是肉）的第一组兔子，在数周内，血管内就大范围产生了坚硬的白垩质的沉淀物，但第二组兔子的动脉却不见任何的异常。专家们检查了硬化的动脉，发现和患有动脉硬化症的病人的动脉完全相同。

更重要的一点是，像癌症那样令人恐惧的疾病，在素食的地区实际上是不存在的，在经济繁荣大量增加肉类消费的国家，癌症患者则迅速增加。

食用肉类食物除了对人体造成损害外，还应该考虑到对杀害无辜动物的道德谴责。

马、狗和牛就像人一样会学习、记忆、爱、恨、忧伤、高兴和痛苦，只不过动物的生命受到更多的限制。每一个生物都被自然赋予了本能，知道怎样保护自己的生命。当动物认识到人类是无害的时候，他们忘记了这个自然的本能。

在印度哈德沃（Hardwar）的恒河岸边，朝圣者可以看到成百条的大鱼等着游客喂食。因为在这个朝圣的中心地点是禁止捕鱼的，因此那些鱼本能地认识到人类是无害的。人们要推开这些讨食的鱼儿才能在水中走过。但是，在同样这条河的其他地方，几乎看不见一条鱼，更别说抓到鱼了。

在洛杉矶的"海洋世界"中，海豚和海豹表现出来的聪明才智令人惊叹，那些技艺只有亲眼看见才会相信。他们会打篮球、吹号角、灭火，听从口令就像它们能够听懂人类的语言一样。

当动物们要被屠宰时，好像本能地知道，他们充满泪水的眼睛在乞求残忍的人们。小牛哞哞的叫声、公牛的吼声、惊吓的鹅的呱呱声和成百上千其他动物的哭叫声，都是对残忍而不正当杀害无辜的无助的控诉。

我们没有能力起死回生，也就没有权利杀害生命。每一

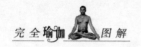

个行为都会有反应，每一个好的或坏的行为都会带来好的或坏的结果。这是一个神圣的法则，没有一条人类的法律可以超越它。圣经中说，当人类被允许杀害动物并吃它们的肉的时候，动物们也被允许杀害和吃掉人类："害你们命的，无论是兽，是人，我必讨他的罪。"

很多宗教信徒和僧侣都不吃肉。爱荷华州的一个天主教派甚至不吃鱼和蛋。当代科学也证明了圣经在创世纪中记载的地球上最早人类的饮食习惯是正确的。第一章，第29节："看哪，遍地上一切结种子的菜蔬……和一切树上所结有核的果子全赐给你们作食物。"

假如肉类不是人的食物，那么哪些食物有益于身心的发展呢？每一种饮食都对人类的心念产生影响。

根据《薄伽梵歌》的记载，有三种不同类型的食物，即悦性食物（纯粹的食物）、激性食物（刺激性的食物）和惰性食物（不纯净的和腐烂的食物）。

牛奶、黄油、水果、蔬菜和谷物属于好的、悦性的食物。香料、热的食物、肉、酒、鱼、蛋等刺激神经系统，属于刺激性、激性食物。腐烂、腐败和熟过了的食物属于惰性、不纯净的食物。

人嗜好哪一类食物，取决于心念的进化程度。心念和灵性处于高层次的人爱吃纯净类的食物。普通人喜欢刺激性或激性的食物。惰性的或不纯净的、不发达的人则喜欢腐烂的和腐败的食物。

悦性食物给心念带来纯净和平静，抚慰和滋养身体。激性食物激发人的动物激情，使心念难以安定。它还会引起精神紧张和循环系统失常，例如前面提到的高血压、动脉硬化以及尿酸引起的疾病。

第三种是惰性或不纯净的食物。这种食物使人迟钝和懒惰，思想能力衰退到几乎是动物或者丛林人的水平。远大的理想、生命的使命统统都没有了。在身体层面上，也会受到慢性病的折磨。总之，人们根据自己心灵的纯洁程度来本能地选择某种类型的食物。

在任何一个国家里我们都能看到这样的现象，随着心灵的净化，人们会突然停止食用不纯净的食物和刺激性的食物，而改食纯净的食物。曾经满足他们味蕾和心念的食物如今变得使人作呕，还留下糟糕的回味。有趣的一点是，很少有素食主义者会走回头路，重新去吃更低层次的食物。但非素食者却越来越多地改吃纯净类型的食物。随着心灵的发展，人们变得不想吃肉了。

练习瑜伽的学生，没有必要也不提倡，每吃一口食物都要称重、测量和分析。摄取最接近自然的食物就好。永远不要忘记，大自然高超之处，是它代表了造物的无限智慧。

瑜伽修习者在饮食方面的原则如下：把坚果、麦片和足量新鲜的水果和蔬菜合理地组合，这样就能够摄取所有重要的维生素、矿物质、蛋白质和碳水化合物。

瑜伽修习者不仅仅提倡非肉类饮食，即食用水果、坚果、全麦面包，还强调要慢慢地咀嚼这些食物。有趣的是，假如能恢复适当咀嚼食物这一自然的习惯，食欲异常胃口太大等就会消失，人就只会有自然的饥饿感。天然食欲是动物在地球上保护自己生命的一种自然本能。这种本能极少出差

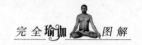

错。但是，人类提升思维能力的同时，也迷惑了身体的自然本能。虽然人是理智的生物，却很少使用理性来代替丢失的本能。因此，不仅自己疾病缠身，也使其他生命遭受痛苦。如果我们回归自然，能够不再放任自己，不再嗜好那些常见、有悖情理的美味佳肴和饮品，本能就可以再一次引导我们的生存。

瑜伽士鼓励人们偶尔断食，尤其是在生病的时候，以便使胃得到休息。能量复原了，就可以用它来排除体内造成疾病的毒素和有毒物质。在动物身上也可以观察到，它们把断食作为恢复健康的手段。一旦生病，便停止进食，躺下休息，直到身体恢复正常之后才恢复进食。

用蔬菜和水果生榨的新鲜蔬果汁，非常适合慢性病人饮用。不要把这些生榨蔬菜汁当成治疗疾病的药物，更准确地说，它们是重建和再生身体组织至关重要的食物。这些生的水果蔬菜是自然能量的贮藏库，能够滋养饥饿的身体细胞。如果打算只喝鲜榨蔬果汁来进行一至二周的禁食，可以每天喝几品脱的量。禁食期间，人有时会感到不适，但这往往是由于禁食搅起了沉积在体内的毒素，身体本能地要把它们赶快排出去。毒素被排出体外后，能量和活力就会恢复。

在这里我想介绍自己的一次有趣的体验，当毒物积存在体内时，我曾经感受到怎样的痛苦。

我第一次去美国时，住在加利福尼亚奥克兰一对虔诚的夫妻家中。他们很热切地向外国来客表示美国式的热忱好客，于是就买自己负担得起的最好的东西来款待我，比如瑜伽士喜欢吃的水果、果汁、全麦面包等。

过了几天，我感到大腿的肌肉和膝关节疼痛起来。我不记得在我的一生中经历过这种疼痛，但它就这样出现了，即使我过着和以前一样的生活，而且对饮食非常注意。根据瑜伽的理论，疼痛是自然的警告，它告诫人们，从食物中摄入的毒物已在体内蓄积。于是我就开始仔细观察自己的饮食，看看问题究竟出在哪里。

结果确实发现一点小变化，就是在午饭时，我喝了一杯罐装的菠萝汁。我想知道菠萝汁究竟是不是疼痛的原因，于是就二天没有喝它。疼痛神奇般地消失了。为了进一步证明这个试验，我再一次在午饭时喝了罐装菠萝汁。结果在第二天疼痛就回来了，它警告我摄入了错误的食物。

难道这还不能证明自然是明智的，而疼痛是一种变相的祝福吗？但是现代的文明人从来不注意自然发出的这种警告。为了抑制疼痛，服用现代的止疼片，而这只不过又给身体添加了药物带来的毒性。当然，假如我们不能停止食用非自然的食物、饮料，也不能停止使用现代人的日常伴侣——各种药片，即使完美的系统也无法保持正常运作。

为了快速见效，建议认真学习瑜伽的学生在修习时，避免以下诸项：不要吃酸性食物、刺激性食物、盐、芥末、苦味食物，以及用油烘烤的食物。不要长距离步行，不要在早上很早的时段洗冷水浴，不要屠杀动物以及食用肉类。对于动物和人类不可有残忍行为，骄傲和敌意也是禁止的。

长距离的步行会导致疲劳，而且大量消耗了瑜伽修行者本可以用于专注和服务他人的能量。每天练习三次体式和呼

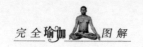

吸法的全日制瑜伽学生，早晨也禁止沐浴，因为会冷却锻炼后发热的身体。

预防胜于治疗

食疗主要靠摄取最接近自然状态的食物。新鲜的水果和蔬菜、坚果、谷类、全麦、牛奶和奶制品，都应该以自然的状态摄取，这不仅能使身体获得营养，还可以预防疾病。

避免食用经过加工、精制、包装的食品。应该食用真正在天然的石臼中磨碎、不加任何人工成分的全谷物面包。为了预防疾病，把白砂糖、白面粉产品从每天的饮食中去除，包括软饮料、甜点和烘焙食品。即使你一日三餐都在餐馆吃，要做到这几点也不算困难。

尽量吃有机栽培的食物。瑜伽士过着自然的生活，包括吃自然的食物。当然预防疾病也不能仅仅考虑食物这一项因素。即使遵循自然的饮食方式，你也可能无法达到完全的健康。因为我们每天都受到很多有毒和不健康的因素的影响。比如污染的空气、杀虫剂、饮用水中的化学物质、冬天的干热暖气、夏天的冷气、家用洗涤用品如肥皂、洗衣剂、清洁剂，等等。在过去的五六十年里，大量的化学制品进入了我们的生活，在生活变得更加方便的同时，我们的营养状态却恶化了。一部分是由于我们的食品被精制加工，另一部分是由于大部分的化学物质消耗了体内的维生素。例如，吸烟消耗维生素C。使用肥皂和洗涤剂常常会使皮肤从酸性变为碱性，而患上主妇手（家庭主妇因经常洗碗碟等而变粗糙的手）。

只有遵循保持健康的"瑜伽五要"才有可能预防疾病。

这五要是：（一）进行改善循环的适当运动；（二）掌握吸收更多氧气的恰当呼吸法；（三）身心适当的放松；（四）自然而健康的食物；（五）适当的思考和专注心念。

维生素类

维生素类性质非常复杂，每种维生素都有特别的功效，作用于体内某些特定的器官或器官群，确保它们运转正常。维生素还决定体内矿物质的使用。如果矿物质的供给不足，则维生素的功效也会降低。维生素类缺乏的时候，人体可以一定程度地挪用矿物质来维持运作。但当矿物质缺乏的时候，维生素就没那么有效了。因此，为了保证内分泌腺的运作和荷尔蒙的生成，人体需要让维生素和矿物质保持适当的平衡。

· 维生素A

维生素A溶解于油和脂肪、不溶于水、不受稀碱或者酸性溶液的影响。真空环境下，高温时稳定性好，即使在华氏200度时也不会损失活性。在空气中即使室温下也无法保持稳定。人体的皮下脂肪、肾脏、肝脏中可以存储一定量的维生素A，但是，每天还是应该补充确定量的维生素A以保证供给。维生素A和维生素D以7比1的比例一起使用时，人体对维生素A的利用效果最佳。

维生素A有助于保持皮肤的湿润，增加身体对泌尿管和呼吸道感染的抵抗力，对于维持正常生长和良好视力也必不可少，同时还能增加身体对咳嗽和感冒的抵抗力。

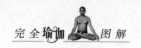

完全瑜伽图解

缺乏维生素A会导致皮肤干燥、角质化或脱屑、容易感染、导致胆囊和肾脏结石、牙齿形状不良、消化不良、鼻窦炎症、鼻黏膜炎、耳部脓肿和夜盲症等疾病。

杏、芦笋、卷心菜、胡萝卜、芹菜、蒲公英、荷兰莴苣、生菜、橙子、欧芹、李子、菠菜、西红柿、甘蓝叶和西洋菜都是很好的维生素A来源。

· 维生素B1

维生素B1不受稀酸溶液的影响，但会被碱和亚硝酸盐完全破坏。它溶于水但不溶于油。从细米糠可以获得结晶状的维生素B1。

在紫外线的照射下不稳定。在微酸溶液中煮沸会部分破坏维生素B1，但在碱性溶液中加热则会被完全破坏。巴氏高温消毒法可部分破坏维生素B1，平常的烹饪方式则可能完全破坏维生素B1。肝脏中可以存储少量的维生素B1，而且需每天摄入。如果饮食中的碳水化合物增加，摄入的维生素B1也需要增加。

维生素B1对食欲有明显的刺激作用，还有助于食物的消化与吸收、推动身体发育、增加对感染的抵抗力，对于神经组织的正常运作必不可少。年龄、运动、发烧和体重都会增加身体对维生素B1的需求。

维生素B1缺乏可导致心跳缓慢、食欲不振、情绪紧张、肠胃功能紊乱、乳汁分泌减少、蠕动减慢、神经退变、肾上腺和胰腺增大、脚气（一种末梢神经疾病）等。

芦笋、卷心菜、胡萝卜、芹菜、椰子、蒲公英、西柚、柠檬、欧芹、菠萝、石榴、萝卜、甘蓝叶和西洋菜都是维生素B1很好的来源。

· 维生素B2

维生素B2溶于水，并且可以作为氧化剂使用，不受微酸溶液和空气的影响，但碱性溶液则几乎可以完全破坏B2。除了在碱性环境以外温度稳定性都是高的。

身体内储存的维生素B2的量比维生素B1多出很多。但是当摄入的矿物质和脂肪增加的时候，维生素B2也会被耗尽。含纤维的食物有助于保存维生素B2。

维生素B2是保持健康皮肤、良好视力，维持整个胃肠道正常功能的必需品，它还有助于铁的吸收和蛋白质的新陈代谢。

缺乏维生素B2会导致生长发育迟缓、缺乏耐力和活力、消化功能紊乱、组织呼吸放慢，也就是组织与血液之间的气体交换减少、脱发、白内障、舌头溃疡等疾病。

苹果、杏、卷心菜、胡萝卜、椰子、蒲公英、西柚、李子、菠菜、甘蓝叶和西洋菜都是很好的维生素B2的来源。

· 维生素C

维生素C不溶于油而溶于水。在碱性环境中比酸性环境中易受影响。在无氧环境中可耐高温。用蒸的方式烹调，维生素C的损失很小，但一般的烹饪方式则会破坏食物中的维生素C。巴氏高温消毒法也会破坏大量的维生素C。真空冷藏不会破坏维生素C。使用含铜的容器烹煮食物会损失大量维生素

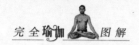

C。另外，非真空环境下干燥而成的干果中缺少维生素C。

在肝脏、小肠壁和肾上腺皮质中储存着少量维生素C，但是人体仍然必须每天补充维生素C。

维生素C有助于形成健康骨骼和牙齿、提高对感染和细菌毒素的抵抗力、保持健康的血管。维生素C还是将钙从血液向身体组织分散的分配器和扩散装置。

缺乏维生素C会导致呼吸短促、身体虚弱、心跳加快、呼吸加快、易患心脏和血管疾病、头疼、牙齿不健全、关节脆弱、胃及十二指肠溃疡、肾上腺功能受损、坏血病等疾病。此外，缺乏维生素C也会导致骨折后接合困难。

黄瓜、西柚、橙子、木瓜、欧芹、菠萝、萝卜、大黄、菠菜、西红柿、甘蓝、西洋菜、卷心菜、胡萝卜和芦笋都是很好的维生素C的来源。

· 维生素D

维生素D不溶于水但溶于脂肪和油，不受稀酸、碱或者空气的影响。

维生素D2以麦角固醇的形式储藏在皮肤中，在阳光或紫外线的照射下可以转化为维生素D2。但过量的维生素D会导致一般性抑郁、腹泻、严重的毒性作用，还会造成血管壁、肝脏、肺部、肾脏和胃中的钙沉积异常。

维生素D控制血液中的钙含量，所以可以控制肌肉运动，还可调节钙和磷（骨骼的重要组成元素）的吸收以及新陈代谢。

缺乏维生素D会导致骨骼脆弱软化、软骨病、脆骨病、佝偻病、罗圈腿、手腕和手肘增大、骨盆和胸部畸形、钙和磷的保留和沉积不足、手足抽搐（表现为手腕和踝关节弯曲、肌肉抽搐以及钙的新陈代谢异常而导致的抽筋）。

维生素D不存在于蔬菜、水果和谷物中。对素食者来说，黄油是维生素D的来源。还有一些维生素D的浓缩和人工制剂，比如辐照麦角固醇和其他的辐照食品。维生素D2是活性化的麦角固醇，就像鱼肝油一样，是一种不含维生素A的维生素D来源。

·维生素E

维生素E溶于油而不溶于水，不受酸碱的影响，但易被臭氧和氯气破坏。也不受消毒、干燥和烹饪的影响。尽管在普通光线下保持稳定，但会被紫外光逐渐破坏。维生素E存储在肌肉和脂肪中，但会被迅速耗尽，因此需要定期补充。

根据研究，缺乏维生素E可能会导致不育（男女皆是）、脱发、流产等。

芹菜、生菜、欧芹、菠菜、甘蓝叶和西洋菜中含有大量的食物维生素E。维生素E的最重要的来源是小麦胚芽。

矿物质类

大部分权威人士都公认，对于几百磅体重的人体，其基本组成成分包括（单位：磅）：氧65，碳18，氢10，氮3，钙1.5，硫1，钾0.35，硫0.25，钠0.15，氯0.15，镁0.05，铁0.004，锰0.003，碘0.00004，以及极少量的铝、铜、氟、硅和锌。

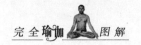

研究表明在上述元素中，钙、氯、铜、碘、铁、镁、锰、硫、钾、钠和硫是必不可少的要素。除了维生素以外身体还必须拥有适当含量的这些矿物质。

·钙（碱性）

钙有助于形成强壮的骨骼和牙齿，帮助血液凝固，调节维生素D的新陈代谢，调节心肌的正常工作，调节矿物质的总新陈代谢，并且对纠正身体酸碱失衡也有极大的帮助。钙也是减轻疲劳、提高精神警觉性和身体抵抗力的必需品。以面包、肉食和土豆为主要食物的人，钙的摄入量通常是不够的。根据营养专家们的论述，身体中所有的钙每6年需要完全更换一次。为了体内适当的平衡，需要在每天的饮食中适当地增加钙的摄入。如果食物中摄入的钙不足，身体就会从骨骼和牙齿中提取钙。体内大约90%的钙都储存在骨骼结构中。

奶酪、牛奶、黑莓、卷心菜、胡萝卜、芹菜、蔓越莓、菊苣、无花果、西柚、生菜、柠檬、橙子、大黄、西芹、菠菜、萝卜和西洋菜都是钙的重要来源。

人体每天对钙的需要量为：成人10格令，孩子15格令。

·磷（酸性形式）

磷是身体中每一个细胞的必需品，同时还通过产生磷酸盐的方式维持血液的微碱性。磷和钙一起帮助形成强壮的骨骼和牙齿。磷还有助于保持健康的头发、皮肤和指甲。另外，人体还必须要有足够的维生素A、C和D的供应。

卵凝脂（磷化合物）广泛存在于人体组织、体液和神经系统的白质中。卵凝脂在大脑灰质中占17%，并且与高等智力活动有关。人体大约90%的磷都在骨骼结构中。大约每3年人体中的磷需要全部更换一次。

杏仁、抱子甘蓝、鹰嘴豆、玉米、蒲公英绿叶、葡萄、小扁豆、豌豆、山核桃、糙米、黑麦粉、黄豆、菠菜、核桃、全麦、麦芽、苹果、杏、黑莓、椰子、蔓越莓、黄瓜、橙子、西梅、西红柿和西瓜都是重要的磷的来源。

人体每天对磷的需要量为：成人20格令，孩子15格令。

·铁（碱性）

铁用于红细胞的构造，同时对吸收氧气并通过血液把氧气传送到身体的各个组织中发挥着重要的作用。缺铁会导致贫血。为了正常消化吸收铁质，饮食中需要有足够的叶绿素和铜。营养专家们认为，女性因为特殊的生理功能，比如月经、怀孕、哺乳，所需要的铁元素是同样体重男性的三到四倍。铁还是形成各种呼吸酶，比如过氧化物酶及过氧化氢酶的必要成分。这些酶是保证身体中每个细胞健康的必需品。

干豆子、干豌豆、全麦、燕麦片、西梅干、菠菜、奶酪、利马豆、西洋菜、枣子、葡萄干、无花果、橙子、萝卜、西红柿、香蕉、胡萝卜、卷心菜、新鲜豆角等都是常见的我们每天需要的铁的来源。

每天铁的需要量，成人是12到15毫克每一千个卡路里，儿童是5到8毫克每一千个卡路里。

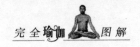

完全瑜伽图解

·铜（酸性形式）

铁的消化吸收需要一定量的铜，但专家们还没有发现每天需要的铜的准确的量。

干的水果、绿叶蔬菜和新鲜水果都是常见的铜来源。

·碘（酸性形式）

碘是维持正常的甲状腺功能的必需品。缺碘会导致甲状腺肿大。它还有助于平衡总腺体系统的发展。海带和海白菜都是上佳的碘的来源。芦笋、卷心菜、胡萝卜、蔓越莓、黄瓜、生菜、菠萝、西梅、萝卜、菠菜、西红柿和西洋菜都含有相当数量的碘。

·钾（碱性）

钾是所有肌肉组织的矿物基础，它保证了肌肉的柔软性。在人体的建构和合成代谢过程中，钾在糖原的形成中发挥着重要的作用。在产生糖原的重要器官——肝脏中，钾的含量是钠的两倍。钾是人体中所有细胞的和所有生物的必需元素。实际上，所有的水果和蔬菜都是很好的钾来源。

·钠（碱性）

钠在消化液（唾液、胆汁、胰腺液）的产生中发挥着重要的作用，还是排除二氧化碳的必需品。根据有些权威人士的说法，血液中缺钠也是糖尿病的原因之一。

尽管氯化钠对人体很重要，但最好以自然的方式摄取，而不是摄入很多的精制盐。全麦面包、黑麦面包、乳酪、奶油干酪、香蕉、芹菜、牛肉、蒲公英、生菜、菠菜和西洋菜都富含天然的氯化钠。

·镁（碱性）

镁使牙齿和骨骼坚硬，并且给骨组织增加力量和稳定性。人体中大约70%的镁在骨骼中，镁也是肌肉的重要成分。它有助于构建细胞，尤其是肺部和神经系统细胞，还有助于生成血液中的白蛋白。摄入足够的镁有助于防止便秘、过酸、血液循环不良。它也是细胞成长和再生的必需元素。大部分食物都含镁。最常见的镁的来源包括：扁桃仁、腰果、花生、利马豆、全麦、糙米、燕麦片、枣子、葡萄干、菠菜，以及大多数水果和蔬菜。

·硫（酸性形式）

所有人体组织中都含有硫。硫是血液中血红蛋白的组成成分，保持人体的抵抗力以及消化道的杀菌和清洁作用。镁常常可以促进胆汁分泌、净化血液、改善毛发和预防有毒杂质的堆积。大多数含硫的食物也含磷，但含量不同。根据营养专家们的说法，很多疾病都是由于摄入了高磷低硫的食物而引起尿酸在系统中的堆积。典型的食物包括谷物、牛奶、坚果、奶酪和蛋类。这类食物必须用富含硫的蔬菜和水果来平衡，抵消过量的磷酸盐。实际上所有水果和蔬菜都是很好的硫来源。

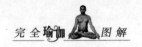
·氯

氯是通用的身体清洁剂，清除废物、帮助清洁血液、减少多余的脂肪，并且保持关节柔软。氯还在消化液尤其是胃液的形成中发挥重要作用。

大多数水果和蔬菜都是很好的氯来源。

尽管上述维生素和矿物质也存在于动物食品和其他食物，这些来源并未列入本章，主要是因为练习瑜伽的学生需要一种纯净、无毒、平衡的饮食方式，来保证身体和心念的发展，以臻灵修之至境。

第八章

瑜伽呼吸法

瑜伽大体分为四种，即Karma Yoga行为瑜伽（行动之道）、Bhakti Yoga虔信瑜伽（虔诚之道）、Raja Yoga胜王瑜伽（控制心识的科学之道）、Gyana Yoga智慧瑜伽（知识之道）。不同瑜伽之道虽然运用的方法不同，但目的都在于领悟梵（Brahman）或者那绝对。

卡玛瑜伽（行动之道），可去除Mala，即心识中的不纯、自私、自我中心等，培养慷慨的给予之心。虔信瑜伽（虔诚之道）会消除Vikshepa，即思想的摇摆，让人敞开心胸。胜王瑜伽使心识专注沉静。智慧瑜伽去除无明的遮盖（Avarana），培养意志力和推理能力，带来真我的知识。这些瑜伽之道并无对立，就像同一件衣服，不会适合很多人，一种瑜伽方法，也不会适合所有人。

斯瓦米·悉瓦南达这样伟大的老师建议学生主要去实践其中一道，以其他为辅，才能进步迅速。

胜王瑜伽又进一步被分为三个部分，即曼陀罗瑜伽、昆达里尼瑜伽、哈达瑜伽。通过这些不同形式的练习，瑜

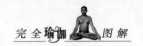
完全瑜伽图解

伽练习者控制了心识的变化(Chitta Vrithi)，以不同的方法领悟到绝对。这些胜王瑜伽的分支都具有以下相同的八支（Ashtanga）：

1. Yama 持戒（瑜伽的准备，即通过精神上的练习达到内在的净化）
2. Niyama 精进（洁净、满足、苦行、学习、敬神）
3. Asana 体式
4. Pranayama 呼吸练习
5. Pratyahara 感官收摄（心识内收）
6. Dharana 专注
7. Dhayana 冥想
8. Samadhi 三摩地（至高的超意识状态）

这八支可以被分为关乎身体和能量的五个外在方法和开发心识的三个内在方法。

哈达瑜伽首先关注身体，身体乃灵魂存在和活动的载体。心识在身体中运作，受身体的影响。身体没有净化，心识净化是不可能的。通过体式和呼吸法的练习，心识能聚焦于一，练习者能在专注和冥想中迅速进步。

心识不稳定，它通过感官认知外界，外界的声、影或其他都在影响它。控制心识，哈达瑜伽有各种呼吸法练习。我们来做一个简单的实验，帮助大家认识哈达瑜伽为何如此强调呼吸法。

　　将一个闹钟放在离你三四米远的地方，现在，把注意力集中在闹钟的嘀嗒声上，可以什么都不想很困难，但是只需稍微努力一下，你至少能成功做到几秒钟的专注。重复这个实验，直到你能成功在数秒内完全不分心。

　　在听钟声的时候，大多数人都屏住了呼吸，专注稍弱的人，呼吸变得非常缓慢，因此只要头脑专注，呼吸就会变慢，甚至会暂时止息。

　　圣哲帕坦伽利（Patanjali）在《瑜伽经》（Yoga Aphorism）中将瑜伽定义为心识变化的暂停。呼吸与心识关系紧密，不控制能量（Prana）或呼吸，心识变化就不会终止。

　　当我们沉浸于深度思考或冥想时，呼吸会变慢，心识活动减少。窒息时，心识活动会全部停止，直到恢复呼吸。悲伤或愤怒时，呼吸变得不规律，断断续续，心识平静的时候，呼吸缓慢顺畅。这些都证明，心识与能量或者说生命之息是相互依存的，两者都无法独立运作。正如《希瓦之歌》（Siva Gita）中所说，心识的载体是生命能量（Prana），能量一动，心识就运作。

　　伟大的圣哲瓦希斯塔（Vasishta）在《瓦希斯塔瑜伽》（Yoga Vasistha）中这样来描述心识和生命能量之间的关系：

　　"哦，拉玛！为了使马车——我们的身体能够活动，神创造了心识和生命能量。没有心识和能量，身体就不能运转。当生命能量离开时，身体的机能就会停止。心识运作时，生命能量就会移动。心识同生命能量之间的关系，就像御者和马车的关系，二者相互影响。因此，若是想要停止心

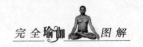

识焦躁不安的活动，达到专注，智慧的人就必须学会调节生命之息。调息可以带来所有的幸福快乐，无论物质的还是精神的，还是得到王国的，或是至上的喜乐。哦，拉玛！去学习呼吸法吧！"

哈达这个词由音节Ha（日）和Tha（月）组成，分别对应于正向生命之气（Prana Vayu）和负向生命之气（Apana Vayu）。个体的生命能量是宇宙之息的一部分。对于瑜伽练习者来说，调和气息有助于调节并稳定心识。同样的，控制了心识，生命能量也就得到了控制。生命能量并不只跟呼吸有关，呼吸是控制能量（Pranayama）的练习之一。呼吸是生命力即Prana的呈现，调节了生理的呼吸过程，生命能量就得到了控制。控制这精微的生命能量（Prana）的过程就叫能量控制（Pranayama）。

这种生命能量（Prana），存在于从矿物质到人的所有生命形式中。它不是意识或灵魂，它是被灵魂使用的能量，完成其物质和意气层面的呈现。人的整个身体、每一个细胞，都由生命能量控制、调节。它存在于所有形态的物质中，但它却不是物质。它是让物质有活力的力量、能量。

生命能量（Prana）存在于空气中，但它不是氧气，也不是空气的任何化学成分。它存在于食物、水和阳光之中，但它不是维生素、热量或光线。食物、水和空气等只是承载生命能量的媒介。我们经由吃的食物，喝的水和呼吸的空气获得它，动植物靠呼吸空气来获得，它也会渗透到空气不能到达的地方。

普拉那（Prana）也被称为宇宙能量。它呈现为重力、电

流、身体内的活动、神经电流和思想之力。从思想到最低的
物理之力，全部都是生命能量的呈现。

对个体生命能量的了解和控制，就是能量控制法
（Pranayama）。此法为我们开启了通往无限力量的大门。控
制生命能量是 Pranayama 的唯一目的。哈达瑜伽中的训练及
瑜伽练习都是为了这个目标。这生命能量的精微之波，代表
了所有身心层面的能量。调整生理的呼吸是控制这种能量最
容易的方法。

哪里都有人能有意识或无意识地控制生命能量。在西
方，灵修者、心灵治疗师、信仰疗法师、基督教科学家和催
眠术师们，不管他们是否知道生命能量，他们都在某种程度
上控制着这种能量。他们在偶然发现生命能量后，不知其本
质地使用着它。瑜伽士则是有意识地利用这种生命能量，来
唤醒人的潜在灵性力量。

在人类生命能量的活动中，最精微最高级的是思想。通
过训练，瑜伽士能够把心识提高到超意识的层面，并基于该
层面而行动。

肺部运动是生命能量最粗显的呈现，它若停止，生命能
量其他的呈现和身体活动都会自动停止。肺的运动像飞轮一
样，它带动身体的其他部分。能量控制法（Pranayama）是通
过控制肺的运动来控制精微的生命能量。当精微部分得到控
制之后，其他的粗显呈现也将慢慢得到控制。生命能量能充
满身体的每一个部分，因此全身都能得到控制。

通过控制和调节生命能量，能从根本去除身体的一切
疾病，这就是治疗的奥秘。如果身体强健，有大量的生命能

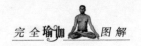
完全瑜伽图解

量，健康和活力就会自然传递给身边的人，像水从高处向低处流一样。

像蓄电池一样，生命能量能够被存储到体内，特别是在太阳神经丛。我们通过呼吸吸入这种生命能量，虽然它在所有的元素中都有，但我们为身体所吸入的，大部分都来自空气中最自由的形态。

通常的呼吸，只能吸取少量的生命能量。专注、有意识地调节呼吸，就能在大脑和各个神经中枢里存储大量的生命能量。高阶的瑜伽士，能力超群就是因为控制了储存的生命能量。它们的主要藏所在肚脐处的太阳神经丛，大脑也从此获得了所需能量。

生命能量富足的人，浑身散发活力和力量，接触到他的人都能感受到。通过练习能量控制法（Pranayama），瑜伽士能获得很多超能力。但真正的瑜伽士决不会向人展示这些能力，否则得不偿失，会带来糟糕的后果。

能控制生命能量的纯净之人，会把生命能量转化为某种特定的振动，传递给他人，带去同样的振动。真正的瑜伽士，仅仅将这种能力用于正确的目的，如磁力疗愈、信仰疗愈等，不带任何自私的目的，也不会为这种服务获取任何感恩的报答。

不管是否意识到，人们都在不同的活动中使用着生命能量。当你去探望患病的朋友，他头和身体都在疼痛，你常常会无意识地把手掌放在他的额头上，或轻柔抚摸他的身体。这就是你无意识地通过手掌，向患病的朋友传递生命能量。想象一下，你忽然摔倒撞到膝盖时会怎样？首先屏住呼吸，

182

然后用手掌使劲地按住膝盖。这本能的行为，让你通过屏息，获得了更多的能量，这生命能量又被你无意识地传递给了膝盖。要抬起重物，你也会自动屏息，因为抬起重物是需要更多能量的，通过屏息可以获得。由此证明，呼吸能控制和调节体内的生命能量。

有些人的演讲能深深穿透听众的心，而有些人言辞华美，却无法触动他人的心。这是因为前者充满了生命能量，后者是停留在智力层面。伟大的先知和圣者，都能完美地运用生命能量，他们就拥有那样强大的精神力量，聚来成千上万的人，指导人们像先知一样思考。他们创造出了巨大的生命能量，思想振动也充满了生命能量，拥有影响世界的力量。所有的意志力，都是从在运用生命能量中获得的。

生命能量的功能运作，需要真正无私的老师引导，逐步学习和掌握。通过练习，人们发现身体各部位的生命能量并不均匀，非常精微，心识能感觉到哪里生命能量不足，去作补充。这是Pranayama或者说瑜伽呼吸法的作用之一。

生命能量集中在一个部位，而其他部分有所缺乏，会带来身心疾病。通过呼吸的调整，一个部位的多余生命能量，传递到其他部位，均衡带来能量和力量。

大海中大大小小的波浪，不断涌现，又同无数的泡沫一起消失。它们的背后都是那个宽广的大海。小的泡沫到大的波浪，外观不同，都与大海相连。而每个人、每种生物，都连接着无限的生命能量之海。哪里有运动，哪里就有生命，背后就是那生命能量的贮藏库。

瑜伽士能使用能量控制法（Pranayama），从无限中吸收

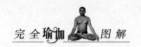

生命能量，通过这样的能量，灵性快速成长，在很短的时间内，达到完美状态。

能量控制法（Pranayama）教人们有能力吸收这种强大能量，最快达到完美，不再和进步迟缓的人类一起踽踽前进。

所有伟大的圣哲、先知和瑜伽士们，一生之中就能活出一个完美状态，那是文明需要很长时间才能达到的。专注的力量，让他们从无限的贮藏中，吸收同化大量的生命能量，他们在短时间内加速进化的过程。为了普通人能获得这种专注的力量，瑜伽科学教授人们能量控制法（Pranayama）的科学。

瑜伽呼吸法，控制能量在身体上的物理呈现，是能量控制法（Pranayama）的一部分。随着学生在灵性方面的进步，他会学习用心识力量来控制生命能量。专注于心识控制生命能量，被称作胜王瑜伽。也就是说，哈达瑜伽和胜王瑜伽就像是同一个硬币的正反两面。

通过胜王瑜伽来达到完美，是很困难的。而哈达瑜伽的呼吸法则成效很快，尽显了生命能量对心识的影响规律，让人尽快走上胜王瑜伽的控制心识之道。

有人认为哈达瑜伽，只是单纯的身体训练，其实它和胜王瑜伽之间并没有差异。瑜伽权威著作《哈达瑜伽之光》当中，作者斯瓦特玛拉摩（Svātmārāma）强调了哈达瑜伽的必要性："在对立学派的黑暗之中徘徊，又不能了解胜王瑜伽的人来说，慈悲的斯瓦特玛拉摩瑜伽士给人们带来了哈达瑜伽之光。"（第1章第3节）在这里作者说，除非通过哈达瑜伽的知识（Hatha Vidya），否则无法懂得胜王瑜伽。

　　通过哈达瑜伽的体式和呼吸法，全然控制身心，之后通往更高层次的路途就平坦了。但是很少人能在屡遭的失败后，仍有耐心继续练习。有些人读到，短时间内，通过最简单的身体训练，就会有惊人成果，他们就热情澎湃地练习上几个月。传说中的伟大力量一点都没有出现的时候，就放弃了瑜伽，甚至仇恨瑜伽。这种伟大的力量，只有在道德和灵性特质都够好之后，才能通过练习呼吸法获得。那些伪装的老师也并不知道这个，比如那些演示魔术噱头，吞玻璃、躺钉床的老师。下面这个来源于《瓦希斯塔瑜伽》的故事，透彻地论述了这一点。

　　"一位瑜伽士退隐到丛林之中，练习瑜伽呼吸法很多年，却感受不到任何所预言的力量。之后，他去到了一位老师那里，请求教导。圣哲告诉他留在自己身边。在最初的两年里，学生要求他给予练习的指示，他都回以'再等等'。渐渐学生习惯了这种境遇，不再来烦扰上师。第十二年快结束时，圣哲喊来他的学生，让他在心中反复默念神圣音节'Aum（OM）'。在发最初的'A'音时，肺中的空气自然地排出了。在结束第二个音'U（OO）'之后，吸气就自然发生了。在第三个音节"M"结束时，屏息就发生了。

　　"一个火星点燃了大片的干草，几分钟内，整个草地都在熊熊火焰之中。发神圣的OM之声，使学生沉睡的灵性能力一下子觉醒了。短时间内，学生就突破了呼吸法的专注和冥想的初级阶段，进入了超意识状态。"

　　这个故事，展示了圣哲的耐心，等待学生的天性呈现，并不断净化他。多年之后，选择适当的时机开启学生。学生

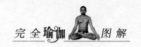

完全瑜伽图解

已经通过预备练习、呼吸法、祈祷，以及与圣哲的长期相处而净化了自身。

如果认识到心识的净化是瑜伽进程中至关重要的部分，耐心实践，失败的例子就会少很多。

瑜伽呼吸法的重要性和规则

瑜伽呼吸法（Pranayama）是所有形式的瑜伽中最重要的练习之一。通过练习呼吸法，瑜伽士能够控制神经系统，进而控制生命能量和心识。

有呼吸就是活着，活着就是在呼吸。所有的生物都依赖于呼吸。呼吸停止了，生命也就停止了。从新生儿的第一声啼哭到死者最后一口气息，只是一系列的呼吸。瑜伽士是用呼吸的数量来计算生命的，而不是年数。思考、愿想和行动都在消耗生命能量，每一次思考，每一个行动的意愿，肌肉的每一次运动，都需要使用生命能量。而补充生命能量，主要通过呼吸就可以。

氧气通过血流被输送到身体的每一个部分，用于再生和补给。同样，生命能量也被运送到神经系统的每个部分。瑜伽士主要从空气中获得能量，了解这个，我们就立即能理解恰当的呼吸的重要性。任何人在进行有规律的呼吸练习时，都能从身体上感受到，吸收生命能量带来的益处。

吸气的时候，吸入生命能量，并存储在各个神经中枢，特别是太阳神经丛。生命能量吸取得越多，身体的活力也就越强。在呼吸法的练习中，心识的作用很大，有意识地观察呼吸当中发生的一切。

西方的很多学校，向人们传授正确的呼吸方法，类似瑜伽式呼吸的呼吸方法，教给孕妇以帮助她们无痛的自然分娩。分娩过程中，随着每次宫缩，产妇迅速连续地呼吸，并且屏息。呼吸减轻了痛苦，而母亲同时也能感受到，将孩子带到世上这个自然过程的各个阶段。

瑜伽士认为，掌握了正确的呼吸方法和天然的饮食，整个人类都会焕然一新。高血压、心脏病、哮喘、结核等文明人的现代病，都只是辞典中的医学用语。呼吸法，除了能给身体带来各种好处之外，其在增强意志力、自控力、专注力，以及提升道德品质、灵性进化上也起了作用。

生命能量对神经系统的影响

在脊柱的两侧，有两股神经电流。脊柱中贯通脊髓的则是被称作中脉（Sushumna）的中空导管。这中空导管的底部就是昆达里尼（Kundlini）——灵蛇之力所在之处。

盘缩着的昆达里尼能量，在被各种瑜伽呼吸法和专注法唤醒之后，便要在这中空的导管中开辟一条通道。随着昆达里尼从较低的神经丛升向较高的神经丛，心识也一层一层地打开，瑜伽士会出现很多能力和视像。然后，当昆达里尼最终达到最高的神经中枢，即位于脑部的顶轮（Sahasrara Chakra，千瓣莲花）之时，瑜伽士全然无执于其身心体系，他的灵魂则摆脱了时空带来的所有束缚。这时，瑜伽士觉悟到永恒的存在，体会到超意识无限喜乐的状态。

运用呼吸法，瑜伽士能打通位于脊柱中的中脉管道。中脉管下端对应的骶骨神经丛处是关闭的，在脊髓中有相应的

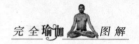

中心的六大神经丛，与中脉内的六个脉轮（Chakras）相对应。

从生理学知道，神经电流的活动分两种，一种是将感觉传递给脑部的传入神经，也称感觉神经，另一种是从脑部传向身体的传出神经，即运动神经。呼吸的控制，对神经电流也有控制作用。

神经电流（Prana）经由十条气脉（Nadis）流动。在这些气脉中，有三条是主要的，即左脉（Ida）、右脉（Pingala）和中脉（Sushumna）。位于脊椎之中的中脉对瑜伽士来说最重要，在呼吸法中起着巨大的作用。在特定的呼吸和专注下，瑜伽士能有意识地把生命能量从左脉和右脉中带到中脉。于是中脉变得活跃起来，中脉运作时，左脉和右脉就不再运作。这时瑜伽士就不再有白昼和黑夜，能够超越时空的限制。

为什么要通过呼吸法让中脉开始运作呢？

脑部通过神经纤维，接受所有的觉触，指令只有通过神经系统才能从脑部传出去。左脉和右脉对应于脊髓中的感觉神经和运动神经，传入和传出神经冲动从这里流经。瑜伽理论认为，心识能够不使用左脉和右脉而传送神经电流。比如电报系统和无线系统，在电报系统中，信号通过电线传送，在无线电系统中是不需要任何电线的，而瑜伽士，就是用无线电的方法传送神经电流，无线的方法有什么用？答案是，这样我们就能够摆脱物质的束缚。

当激活中脉，才可以去除物质的束缚。那时，他与客观世界关系的认知将会终止，他能看见自身遍布整个宇宙，与宇宙合而为一。

普通人的中脉下端是关闭的，没有神经电流通过，中脉可以用呼吸法打开。

当中脉被打开并变得活跃时，生命能量便能刺激到位于海底轮（Muladhara）盘踞的昆达里尼，并被有意识地沿着中脉向上带。这盘着的能量从一个中心向另一个中心移动时，好像心识以或精微或粗显的方式一层接一层地被感知。当密集的冥想和呼吸法，所产生的力量推动着这巨大的能量沿着中脉移动，并到达最后一个中心顶轮时，这种觉知是远远超过普通感官体验的。没有一般感官的帮助所获得的自我的感知，称作光明或超意识感知。没有任何因心识或物质带来的对自我的局限。

由呼吸法或哈达瑜伽激活昆达里尼，是领悟真我或者说纯粹意识的途径之一。昆达里尼能量也可以通过其他的方式唤醒，例如对神的爱和虔诚，对昆达里尼能量的深度冥想，或者通过智慧瑜伽士（Gyana Yogi），吠檀多思想者的意志力量，等等。

任何有超自然智慧或知识存在的地方，都会有一些昆达里尼呈现的迹象。各种的崇拜，不管来自原始人，还是文明人，都是为了唤醒这种力量。很多这样的崇拜者都是无意中碰巧发现了一些练习，可以使部分昆达里尼短时间内激活。

人们在恐惧和苦难之中，以不同名字和信仰来崇拜那至上的宇宙自然之母。瑜伽士称之为这世界的活力，它就是昆达里尼力量，盘成一团驻于所有存在之内，是永生和永恒喜

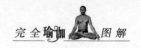

乐的赋予者。

五大普拉那（五种生命能量）

在学生练习呼吸法来唤醒昆达里尼之前，必须正确理解五种主要普拉那（五种生命能量）及其功能。虽然普拉那只有一个，但根据其不同功能，可呈现为五种形式：

1.Prana上行气，2.Apana下行气，3.Samana平行气，4.Udana上升气，5.Vyana遍行气。[①]

Prana的驻所在心脏；Apana在肛门；Samana在脐部；Udana在喉部；Vyana遍及全身，流动于全身。

Prana的功能是呼吸，其颜色为红宝石的颜色；Apana掌管排泄，其颜色为白色和红色的混合色；Samana进行消化，其颜色介于纯牛奶和水晶之间；Udana 进行吞咽，其颜色为全白色，Udana执行使人入睡的功能；Vyana掌管血液循环，其颜色为紫色或光线的颜色。

根据瑜伽哲学，宇宙和人体中所发生的，可见的、不可见的，都是那唯一的生命能量普拉那以各种不同形态在呈现、进行的不同功能。人体的活动必然是处于这普拉那控制之下的。这在人体中活动的宇宙能量，根据其特质和功能，被称作五种生命能量（Pancha Prana）。

[①] 译者注：五种普拉那常见的另外的译法依次为命根气、下行气、平行气、上行气和遍行气，或入息、出息、均等息、上息、周遍息。读者在阅读时请留意原本的梵文及其含义，以免误解。

这五种生命能量通过位于脑部和脊髓中的次神经中枢运作。

上行气Prana通过自主神经系统的颈椎部分，支配语言功能和发声器官，呼吸肌以及咽喉的活动。

下行气Apana Prana通过自主神经系统的腰椎部分，主要控制以下身体排泄器官的自主活动，如肾脏、膀胱、生殖器、大肠、直肠等。

平行气Samana Prana通过自主神经交感系统的胸椎部分，控制消化系统中胃、肝脏、胰腺、小肠等的分泌功能。

上升气Udana Prana运作于喉部以上，掌管自主神经系统的头部所控制的一切自主功能。在死亡的时候，它也作为分离肉身和意气身的灵性力量。

遍行气Vyana Prana遍及全身。它掌管全身肌肉自主及不自主的活动，关节及其周围结构的运动。此外，它通过沿着脊髓的产生的无意识反射，帮助保持全身的直立姿势。

除了这五大生命能量，还有五种次要的生命能量（Upa Pranas），即Naga、Kurma、Krikkara、Devadatha及Dhananjaya。Naga能量流（Vayu）掌管打嗝功能，并带来意识；Kurma能量流打开眼睑（睡前闭上眼睑），并带来视力；Krikkara能量流产生喷嚏，以及饥饿与口渴；Devahatha能量流产生呵欠；Dhananjay能量流遍及全身，即使死之后也不会离开肉身。

五大Prana受到五个特定的神经冲动（Vayu）的支配。这五个Vayu的名称同五大Prana的名称对应：1. Prana Vayu；2. Apana Vayu；3. Udana Vayu；4. Vyana Vayu；5. Samana

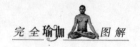

Vayu。

在瑜伽书籍中，Vayu一词用来描述某种特定的神经电流或神经冲动，而神经冲动为神经的特性之一。这些神经电流，由位于自主神经系统中不同的交感神经丛处的Prana产生或接收。每一个神经丛都是独立的神经中枢，能够接受和传送神经冲动。

在呼吸法练习中，吸气产生Prana Vayu，呼气产生Apana Vayu。Prana Vayu是传入脑部或神经中枢的神经冲动，Apana Vayu是传出脑部和神经中枢的神经冲动。在呼吸法的屏息过程中，瑜伽士在海底轮（骨盆神经丛）处连接Prana Vayu和Apana Vayu（传入及传出神经冲动）。当这两股神经冲动在这最初的神经中枢（骨盆神经丛）连接之后，这个中枢就会像发电机一般开始运转，送出巨大的生命能量，以刺激在此中枢盘为一团的沉睡潜力，即昆达里尼。

当昆达里尼变得活跃时，就会设法沿着中脉中的管道向上升。这是昆达里尼能量最初的觉醒。昆达里尼觉醒之后，身体内会发生各种各样的反应。开始时，脊柱中的中脉尚未能完全打开，昆达里尼的上升会是很艰难的挣扎。

在这里，我想补充几点我自己在呼吸法练习中体验到的初期反应。这对于练习呼吸法的高阶学生会有所帮助。

最先的反应，特别是在风箱式呼吸法练习过程中，骨盆神经丛（Muladara）会产生一种舒服的温热感。这种温热感来自于Prana和Apana神经冲动部分结合带来的最初的振动。这种温热感会在呼吸法练习中持续几天。之后某一天，在屏息的过程中，脊椎下部的热感变得非常强烈但令人愉悦。这

第八章 瑜伽呼吸法

种体验又持续了数日。随着脊椎下部热感的增加，会产生一种类似身处河流中的旋涡的特殊的感觉。这种翻腾感，是昆达里尼能量带来的反应。慢慢地、逐渐地，盘成一团的昆达里尼力量上升带来的感觉越来越强烈。最初，当这能量沿着脊柱中的中脉开始上升时，它变得活跃，就好似高压电线通过整个神经系统向身体的每一个细胞发送能量电流。当中脉激活时，身体最开始会震动和发抖。有时，由于反应过于强烈，身体会从座位上弹出去。但在屏息的全部过程中，都有一种难以言喻的愉悦。

当呼吸法练习伴以恰当的饮食持续进行数月之后，能量开始稳定地在中脉中移动，带来各种感觉及喜悦。另一方面，身体的震动和发抖感会越来越少，直到最后停止。身体的震动是因为在中脉尚未完全净化时，能量对中脉快速冲击，强行通过中脉而产生的。在中脉完全打开和激活之前，进行了长期的净化型呼吸法才行。开始，在身体震动的时候，无法有意识地控制身体。部分原因是中脉不纯净，部分是因为未能正确地进行收束法（Bundha，根锁或喉锁)。关于收束法，将在本章结尾处会进行描述。

如果屏息时能正确练习收束法，中脉中也没有不纯性，则能随意将能量带入中脉。这在之前是不可能的。在达到这种控制之前，花了好几个月的练习。肉身和意气身的神经管路（Nadis，气脉）的净化对于灵性体验是必不可缺的，这可能需要几年的练习才能达成。这种净化气脉的方法被称为交替鼻孔呼吸法（Anuloma Viloma Pranayama）。

这些经验很有说服力。任何真诚练习瑜伽呼吸法的人，

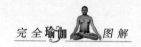

结合适当的饮食和老师的指导，都能够获得这种体验。瑜伽呼吸法对于控制身心非常重要。

瑜伽呼吸法（Pranayama）的具体教学

我们现在来讲瑜伽呼吸法。呼吸法的第一课就是要学会控制肺部的运动，由此能感受到体内发生的更微妙的运动。瑜伽士说，这个通过控制肺部中呈现的Prana的活动而做到。

我们来看看影响呼吸运动的人体结构，呼吸是通过肺的弹性运动以及胸腔底部的活动发生的。人体躯干分为胸腔和腹腔两部分，胸腔里是肺和心脏，被脊柱、肋骨、胸骨以及位于肺底部的横膈膜包围着。脊柱的两侧各有十二根（共二十四根）肋骨。肋骨有真肋和假肋（浮肋）两种。

上面的七对肋骨为真肋，直接同胸骨相连，下面的五对肋骨为浮肋。横膈膜这块肌肉将胸腔和腹腔隔离开，在呼吸中起着重要作用。

吸气时，肋骨被肋间肌牵动，横膈膜降向腹腔。肋骨和肋间肌的运动，与横膈膜的下降，使两个肺叶扩张，形成负压，空气从外面涌入。

瑜伽呼吸法，从正确地控制横膈膜和呼吸肌做起，最大限度地扩展肺部，从而从空气中最大限度地吸收生命能量。

为了很容易就得到最大量的空气，你可以做以下的试验。

试验1：脊柱、脖子和头保持在一条直线上，坐直，然后放松腹肌。不要挺胸，也不要前屈。假如身边有一个有秒针的表的话，则在吸气过程中计算秒数。现在深深吸气，在不挺胸耸肩的情况下，使横膈膜下降。

通过观察腹部的活动可以看出横膈膜是否在正确地移动。当横膈膜收缩时，其穹顶状的顶部变平，压向腹部脏器，使得腹部扩展。这时，肋骨和肋间肌是放松的。另一方面，在腹部收缩的时候，横膈膜自然是不可能下降的。就是说，这个试验主要在于观察腹部的运动，你能很容易地发现吸气时穹顶状的横膈膜变平，胸腔的体积向下方增大。练习该呼吸方法几次之后，可以同后面两个试验比较结果。计算三个试验中的吸气充满整个肺部的秒数，同时记录下哪个试验能吸入最多的空气。

试验2：坐直，保持横膈膜不动，不让腹部扩展，就是不让横膈膜如试验1所述的在起作用。现在扩展胸部，深长地吸一口气。这时，肋间肌部分扩展了肺部，横膈膜处于放松的位置。这时的呼吸完全是通过连于肋骨的呼吸肌的活动进行的。重复这个呼吸方式数次，观察吸气的时长和吸气时吸入肺部的空气量，留言与试验1有何差异。如果想更清楚地区分这两个呼吸方式的不同，可先做试验1，再做试验2，再反复交替，看这两种呼吸方式中哪种给肺部带来更多的空气。这个试验会表明，瑜伽式呼吸才是正确的呼吸方式。那么，什么是瑜伽式呼吸呢？待看了第三种呼吸方式的结果后再来讨论。

试验3：现在让我们来看一下试验2和试验3之间的不同。和前面一样坐直，现在收缩腹部，拉向胸腔。保持腹部收缩，抬起肩部和锁骨，深吸一口气。反复数次，再同试验2进行比较，看哪一种方式能吸入更多的空气。

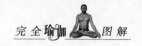

在试验3结束之后，试着自己去找出这三种呼吸方式的主要不同，以及哪一种呼吸方式能以最少的努力吸入最多的空气。试验的结果你自己可以看出来，第1种呼吸方式比第2种、第3种呼吸方式能够吸入更多的空气。第2种呼吸方式劣于第1种呼吸方式，吸入的空气量也少。但是第2种又胜过第3种。最差的呼吸方式是第3种，在吸气过程中，肩部和锁骨抬起，腹部收紧。

很多人的呼吸都属于第3种，用了最大的能量，却只吸入了极少的空气。用这种方式呼吸的人被发现易患各种发声器官和呼吸系统疾病。

我在一些有哮喘病症的学生身上做了检验，他们几乎所有的人呼吸的时候，都会抬起肩部和锁骨，胸部很少扩展。我留意到他们的横隔膜完全没有向下的运动。他们在纠正了呼吸习惯，坚持正确饮食之后，急性哮喘发作就痊愈了。

第一种呼吸方式被称为深呼吸，第二种是胸式呼吸，第三种是上位呼吸。

在吸气过程中，横膈膜起着重要的作用。横膈膜是在第一种呼吸方式（深呼吸或低位呼吸）中起主要作用。横膈膜是一块大的分隔肌，将胸腔和腹腔分开。它放松时呈穹顶状，或者说是凹向腹部的。在低位呼吸的时候，横膈膜启动，推向腹部器官，使腹部向外扩展。自然地，这种类型的呼吸方式，比其他两种呼吸方式能使肺更自由地活动。

虽然这里种腹式呼吸是最好的呼吸方式，但是根据瑜伽系统，这不是完整的呼吸方式。因为这里的任何一种呼吸方式都只能填充肺的一部分，低位呼吸填充肺的中下部，胸式呼吸填充中肺部和部分上肺部，上位呼吸只能填充上肺部。

在瑜伽呼吸的系统中，首先要教学生的是同时运用这三种呼吸方式，从低位呼吸开始，接着是胸式呼吸，然后以上位呼吸结束。这样，整个呼吸系统都参与其中，肺的所有部位都充满了新鲜的空气。这种呼吸方式被称为瑜伽式呼吸，整个呼吸结构都会响应这样的呼吸方式。

瑜伽呼吸法（Pranayama）中的比例

瑜伽式的呼吸非常重视呼气的过程。吸气和呼气的比例为1：2。假如吸气为1秒，则呼气为2秒。呼气比吸气长，是为了最大限度地控制肺部，以把污浊的空气从肺泡中挤出去。

为了便于理解为什么瑜伽士强调呼气多于吸气，在这里有必要介绍一下有关肺的知识。假如肺泡充满了浊气，则无论怎样努力吸气，也不能从大气中吸入新鲜空气。在平常的呼吸中，我们只是挤出了肺部顶端极少量的空气，而让肺部底端几乎不动。

肺是多孔的，海绵状的，其组织极富有弹性。肺中含有无数的肺泡。右肺有三叶，左肺有两叶。左右肺都由肺尖和肺底组成，肺底处于横膈膜之上，肺尖则接近颈部底端。

呼吸时，我们通过鼻子吸入空气，空气通过鼻、咽、喉再进入气管。气管则进一步细分为无数被称作细支气管的小管。肺里有非常多的肺泡，而细支气管最后更小的分支终端连着这些肺泡。每一个肺泡中都储存着一部分吸入的空气。其中的氧气穿透肺毛细血管壁进入血液，血液吸收氧气，同时释放由血液从全身各个部位收集的二氧化碳。因为和血液

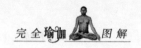

相接触，肺泡中的氧气被带走，接下来被血液中的二氧化碳充满。除非将这些浊气从微小的肺泡中挤出来，否则我们就无法把新鲜空气吸进来。只要肺泡中充满浊气，无论怎样努力吸气都不能吸入大气中新鲜的空气。在平常的呼吸中，只有少量空气从肺尖部分排出，肺的底部则充满着浊气，几乎保持不动。当然也有人只使用肺的底部呼吸，而肺的上半部分则闲置着。

根据医学报告，引起肺结核的主要原因是吸气量不足引起的活力衰退。呼气不充分，或者没有完全清空肺部，使得肺部相当大的部分没有活动，而成了细菌滋生地。而细菌会入侵变弱的组织，好的健康的组织则能够抵抗细菌，而保持良好健康的肺部组织的最好的、也是唯一的方法是正确地使用肺部，把浊气全部排出，代之以新鲜的空气。这是瑜伽式呼吸强调深、长、慢的呼气的理由之一，以让足够多的污气被排出，并以新鲜的空气取代。因为肺泡中不会有任何的负压，越多空气被挤出，就有越多的新鲜空气进入肺部。

因此，瑜伽式呼吸练习的第一课就是吸气和呼气，并保持1比2的比例。在开始时，吸气为4秒，呼气就是它的两倍，8秒。然后在老师的指导下慢慢地延长每部分的时间。每个人都能慢慢地延长时间。

在学生正确掌握了吸气和呼气之后，下一步是按比例进行屏息。在瑜伽呼吸法中，吸气和屏息的比例为1:4。屏息为吸气的4倍，呼气总是吸气的2倍。所以，吸气、屏息和呼气的比例为1:4:2。最低的机会是吸气4秒、屏息16秒、呼气8秒，逐渐地增加至5秒、20秒、10秒，再增加至8秒、32秒、

16秒。

有的人能够屏息很长的时间，但在长而慢的呼气时，他们很快就做不下去了。这表明他们未能掌握正确的呼吸。有的人能够深长地吸气，如果让他们用双倍的时间来呼气，他们会觉得非常困难。为了从瑜伽呼吸法中得到最大的益处，学生应在有能力的老师的指导下，从吸气和呼气的练习做起。这位老师知道难点在哪里，并且自己也经历过各种困难的阶段。所有的呼吸练习最好是在瑜伽老师的指导下进行。瑜伽老师应该具备的真正资格应该是极有灵性、心善、心态开放，并且应该在教学上绝对无私，从不将其职业商品化。只有在这样老师的指导下，学生才能在瑜伽呼吸法和灵性修习上取得真正的进步。此外，真正的教师，也不会仅仅只传授身体层面的呼吸方法。

净化气脉（Nadis）的瑜伽呼吸法练习

在此，我先摘引几段有名的瑜伽权威的引言来开始谈净化。这些引言被不同印度瑜伽学派当作指南：

瑜伽士，在完全掌握了Asana（体式）之后，应该在他的灵修老师的指导下练习Pranayama（瑜伽呼吸法）。他需要同时控制感官，并且总是摄入营养而适量的饮食。

当呼吸紊乱，比如变得不规律时，心识也会不安定。但是当呼吸平稳的时候，心识也会平静，瑜伽士就会长寿。所以人们应该练习屏息。

据说只要在呼吸时，人就活着的。当呼吸停止了，人就

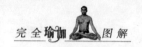

完全瑜伽图解

死了。因此，需要练习瑜伽呼吸法。

当气脉中充满不纯的时候，气息就不能进入中脉，人就不能达到更高的心识状态。

只有当所有现在充满不纯的气脉被净化时，瑜伽士才能成功地进行瑜伽呼吸法。

—— 摘自《哈达瑜伽之光》第二章，1—6

从以上引言中，净化气脉的重要性一目了然。除非气脉得到净化，否则就不会有瑜伽呼吸法的真正成功。完全净化所有气脉需要长期的瑜伽呼吸法练习，所需要的时间因人而异。一般最少需要1—2年。

气脉的净化有两种方法：1.Samanu，意念的方法；2. Nirmanu，即本书第三章叙述的身体的净化：Kriyas。

·种子咒语呼吸法（Samanu）—— 气脉的意念净化过程

1. 以莲花坐或至善坐（达人座）坐好。默念风元素（Vayu）的种子音（Bijakshara）即Yam，其颜色为烟灰色。从左鼻孔吸气，默念种子音Yam六次。这是吸气。屏息，直到念完六十四次yam。这是屏息。然后，非常非常缓慢地从右鼻孔呼气，同时默念yam三十二次。

2. 接着，从右鼻孔吸气，默念十六次Ram。Ram为处于脐轮的火元素的种子音。屏息，直到念完六十四次Ram。然后，缓慢地从左鼻孔呼气，同时默念ram三十二次。

3. 凝视鼻尖。从左鼻孔吸气，默念月亮的种子音tam十六次。屏息，默念tam六十四次。这时，想象从月亮流出的甘露流经并净化身体中的所有通道。然后，在从右鼻孔慢慢呼气的时候，同时默念土元素的种子音lam三十二次。

这种净化法只适用那些经由老师开启过的高阶学生。初学者，只有在长期练习以下的呼吸法之后，才能进行这种意念净化法。

·交替鼻孔呼吸法（Anuloma Viloma Pranayama）

我们在之前的课中已认识到瑜伽呼吸法的重要性。呼吸科学对于控制生命能量Prana是有基本原则的。对每一个瑜伽学生来说，重要的起点就是交替鼻孔呼吸法（**Anuloma Viloma Pranayama**）练习。做交替呼吸法是因为呼吸会在两个鼻孔间交替。你把手掌接近鼻孔就能很容易觉察到这一点。两个鼻孔中总有一个是部分受堵的。空气进出肺部主要是通过一个鼻孔进行的。一个正常健康的人大约每隔一小时五十分钟，呼吸会在左右鼻孔交替一次。只有从交替鼻孔式呼吸开始，熟练掌握瑜伽呼吸法之后，才能建立这正常的呼吸交替时间。大多数人因为不自然的生活习惯、不当的饮食、疾病、运动不足等，他们的呼吸从一个鼻孔到另一个鼻孔的变换有很多差异。

这些错误的生活习惯，会扰乱呼吸的正常活动。根据瑜伽的理论，右鼻孔的呼吸是热性的，左鼻孔的呼吸是凉性的。因此，象征性地，右边的气脉被称为太阳呼吸（Pingala，右脉），左边的气脉被称为月亮呼吸（Ida，左脉）。右脉中流动的能量或者说太阳呼吸在体内产生热，对器官有异化、传出和加速作用；而左脉中月亮呼吸的能量是

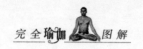
凉性的，对器官有同化、传入和抑制作用。

当呼吸只由单侧鼻孔进行二个小时以上时，则为过多的热或凉而造成的异常症状。如果右脉更加活跃，体热增加，心理与神经会被扰乱。如果左脉更加活跃，新陈代谢会变得迟缓，进而导致寒冷、慵懒、精神活动缓慢。

这种交替呼吸法，主要是为了维持体内的异化及同化过程的平衡，以及净化气脉。据瑜伽士的说法，假如呼吸持续经由单侧鼻孔进行二十四小时以上的话，则预示着人快要生病了。单侧鼻孔呼吸持续的时间越长，疾病就越重。这是因为某个特定的神经中枢的神经节被异常的呼吸流过度使用，异常的呼吸在一个特定中枢中超长时间活动。

呼吸练习一：单侧鼻孔呼吸

以任何一种冥想的姿势坐好，使脊柱、颈部、头成一条直线。用拇指关住右鼻孔。从左鼻孔慢慢地吸气，在心中默念OM五次。同一侧鼻孔呼气，默念OM十次。呼气的时长总是吸气的两倍。比例为1∶2。保持吸气5秒、呼气10秒的比例，重复练习左侧鼻孔呼吸15到20次。然后用右手的无名指和小指关闭左鼻孔，从右鼻孔吸气。吸气过程中，默念五次OM。用同一侧鼻孔呼气，默念十次OM。此为一轮，做15到20轮。

吸气过程中不要发出任何声音。依照低位、中位、上位呼吸的基本原则来进行吸气。呼气的时候，尽量多地将浊气从肺里排出。

你应该连续练习这种呼吸法15天，渐渐地增加至吸气6

秒、呼气12秒的比例。在你能够很轻松地做较低比例的呼吸之前，不可尝试更高的时长比例。量力而行，不要冒进。这是所有呼吸法练习的主要原则。应该从经验丰富且有自我练习的老师那里获得实际的指导，而不是跟随那种仅仅通过看书来就来教瑜伽的老师（虽然这种情况现在很普遍）。

在这个练习中没有屏息。用单侧鼻孔吸气、呼气，是为了纠正错误的呼吸习惯。除非一个人能完全自发地进行下部、中部、上部的呼吸，否则不应去尝试做高级的瑜伽呼吸法。即使感到延长时间好像有把握了，也至少应练习单鼻孔呼吸一个月。这就像只有打好了基础，才能建成坚固的房屋一样。在进行了长时间的基本练习之后，高级的练习就容易掌握了。

呼吸练习二：交替鼻孔呼吸

在第一个呼吸练习进行了一个月以后，可开始做交替鼻孔呼吸。单侧鼻孔呼吸可以不再练了。

用右拇指摁住右鼻孔，从左鼻孔吸气，然后立即用右无名指和小指摁住左鼻孔，放开右鼻孔，呼气。这是半轮。

然后，不要间断，从右鼻孔吸气，再用右拇指关闭右鼻孔，接着从左鼻孔呼气。这就是完整的一轮。呼吸的比例同呼吸练习一相同，也是1:2，6秒吸气，12秒呼气。练习一的基本规则也适用于练习二。做15轮到20轮。

当你能轻易地做到吸气6秒，呼气12秒，则可增加时间至7秒、14秒，进一步增至8秒、16秒。这种增加必须缓慢地进行。应在练习两到三个月以后，再逐步增至8秒、16秒。在这

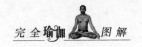

完全瑜伽图解

期间身心会发生令人惊讶的变化。呼吸，特别是横膈膜的运动会变得完美；身体会变轻，双目生辉。当这些情况变得明显时，便表明气脉正在被净化。

呼吸练习三：完整的交替鼻孔呼吸

首先，冥想数分钟，专注于代表所有光和知识的源泉的OM。在呼吸练习三中，我们增加了屏息。这是与练习二的唯一不同点。吸气和屏息的正确比例是1∶4。不过建议初学者在开始几个月内，可保持1∶2的比例，然后逐渐增加至1∶4。开始以最低的比例进行练习，吸气4秒，屏息8秒，呼气8秒。一个月之后，增加至5∶10∶10。再慢慢地增至8∶16∶16。

在梵文中，把吸气叫Pooraka，把屏息叫Kumbaka，把呼气叫Rechaka。

心中默念四次OM，同时从左鼻孔吸气。然后屏息并默念OM八次。从右鼻孔呼气，默念OM八次。然后紧接着从右鼻孔吸气，屏息，从左鼻孔呼气。其比例同样为4∶8∶8。这是完整的一轮，每天练习15到20轮。

在屏息的时候，必须同时用右拇指关闭右鼻孔，用右手的无名指和小指关闭左鼻孔。不去用食指去关闭鼻孔，因为该手指的磁场流是不纯净。

当你能够舒适地以8∶16∶16的比例练习时，可将比例改为1∶4∶2。从吸气4秒，屏息16秒，呼气8秒开始。渐渐增至8∶32∶16。应该通过8到12个月的练习来达到这个比例。不要急于求成。

气脉被净化以后，一些现象会显现。第一阶段是发汗。

第二阶段是全身发生震颤。在最高的阶段，生命能量顺着中脉上升，达到最高位的脉轮，顶轮（Sahasrara Chakra）。《哈达瑜伽之光》中建议人们在发汗的时候，这样做："好好地将流出的汗抹在身体上。这样会带来整体的紧致和轻盈。"通过这样的练习，皮肤也会变得光滑。

没有任何一种练习比交替鼻孔呼吸更能净化气脉了。实际上，这是唯一用以净化的呼吸法。其他的瑜伽呼吸法，特别是Bhastrika、Ujjayi和Suryabheda是在气脉的净化之后，用来唤醒昆达里尼的。马上我们将会讲解的Bhastrika和Ujjayi呼吸法只有在气脉被净化之后才能产生最佳的效果。因此，在没有充分练习交替鼻孔呼吸之前，建议不要进行高阶的呼吸练习。

· 圣光调息（或腹式呼吸、横膈膜呼吸）

在梵文中，Kapala是头盖骨的意思，Bhathi是发光的意思。因此，圣光调息（Kapalabhathi）是使头盖骨发光的练习。在这里，所谓头盖骨是空气出人的鼻道所在。虽然这是一种呼吸练习，但也是一种清洁术。属于六大清洁术（Shad Kriyas）之一。其他五种清洁术在其他章节中已做解释。圣光调息在做瑜伽呼吸法之前练习，以清洁鼻道，清除支气管中的堵塞。

应在交替鼻孔呼吸练习二练习一两个月之后才开始这一练习。对很多人来说，要在呼吸过程中，正确地移动横膈膜，是需要花相当长时间的。大多数人在做圣光调息时会容易向与自然相反的方向移动横膈膜。只要看一下腹肌的运动

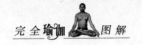
就清楚了。呼吸不正确的人，在吸气时收腹耸肩。这是同正确的呼吸完全相反的。因此，在横膈膜能进行自然的移动之前，不应练习圣光调息。

几轮有力的圣光调息练习会让身体的全部组织都开始振动。随着练习的强度增加，有时振动会越来越剧烈，甚至连姿势也难以维持。因此，在进行圣光调息和风箱式呼吸的时候，如果能的话，可取莲花坐的姿势。这会形成足锁，可在练习全程中稳坐。

在这个练习中，呼气起着显著的作用。吸气柔和、缓慢，比呼气要长。除了风箱式呼吸的其他呼吸法中，呼气都比吸气长。

呼气时，腹部肌肉要迅速有力地向后方收缩。腹部肌肉的突然收缩作用于横膈膜，使横膈膜升向胸腔，有力地推向肺部，排出空气。

随即腹部肌肉放松，这使得横膈膜降回腹腔，使肺部扩展。这会使得空气涌入肺部。在圣光调息的练习中，吸气和呼气都是由腹肌和横膈膜的运动带来的。通过腹部肌肉的快速有力的收缩，接着放松，吸气和呼气迅速而连续地发生着。呼气的时长大约是吸气的四分之一。呼气快、强、短，吸气被动、缓慢、细长。被动的吸气和强力的喷气不断依次交替，直到一轮练习结束。开始的时候，一轮练习应该为15到20次的喷气。初学者，在每天早、晚二次练习瑜伽呼吸法之前，可以这样练习三轮，每轮15次喷气。

在教师的指导下，可以每周增加10次喷气，直至每轮120次。在每一轮之间，放松，进行几次正常的呼吸。依照个人的情况，老师可能会建议学生增加练习的轮数，但不管如何，都应该量力而行。

在圣光调息的练习中，应该把注意力集中在腹部肌肉上，其中心是贮藏生命能量的脐部的太阳神经丛。在整个练习中都必须维持这种专注，以使生命能量在中脉里激活。此时，整个脊椎，特别是神经中枢，会有中颤动感。

这个练习能净化呼吸器官和鼻道，去除支气管痉挛。最终，这个练习可以缓解和治愈哮喘。肺尖得到恰当的充氧。二氧化碳被除去，氧气被吸收到系统中。这是身体系统增加氧气的最佳练习。

学生应在学习风箱式呼吸之前完全掌握圣光调息。假如掌握了圣光调息的正确做法，则能在短期内就能学会风箱式呼吸。

· 三种收束法（Bandhas）或锁

在净化呼吸法之后，瑜伽学生会被教授三种重要的收束法（Bandhas），或者叫锁。它们对于继续练习那些唤醒昆达里尼能量的高阶呼吸法至关重要。

收束法有三种：1. 收颌收束法（Jalandhara Bandha）；2. 会阴收束法（Moola Bandha）；3. 收腹收束法（Uddiyana Bandha）。

在梵文中，Bandha是锁的意思。在瑜伽呼吸法的练习中，瑜伽士借助这些收束法，将上行气（Prana）和下行气（Apana）汇合。印（Mudras）为锁住生命能量的练习，在其练习过程中，这些收束法也会用到。

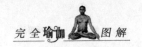

体式（Asanas）使身体稳固，从而使瑜伽呼吸法可以顺利进行。通过瑜伽呼吸法，学生努力去汇合上行气（Prana）和下行气（Apana）。印（Mudras）封住上行气和下行气的结合使之不受干扰。收束法则锁住这种极妙的效果。当上行气和下行气因此保持在结合状态中的时候，内在会产生一种神秘而强大的灵性电流。这是种无法用语言描述的感受，只可以自己体验。这种力量穿透中脉的入口。收颌收束法能防止上行气向上流动，会阴收束法则能防止下行气向下流动。这样，上行气下行气相结合，并产生难以想象的能量，开始流入中脉。专注同时发生。然后，昆达里尼被唤醒，从较低的脉轮升向较高的脉轮。伴随着昆达里尼的上升，瑜伽练习者能体会到冥想及纯意识状态的喜乐。

· 收颌收束法（喉锁，Jalandhara Bandha）

Jala指脑部以及颈部的神经。Dhara有向上方牵拉的意思。

将下颌用力抵向胸口，尽量深地抵向颈静脉切迹。这个练习向上牵拉脊柱及中枢神经，进而作用于脑部。收颌收束法在屏息时练习。

· 会阴收束法（根锁，Moola Bandha）

在折好的毯子上坐好，取至善坐，用左脚后跟压住会阴，再把右脚后跟放在左大腿上。

在会阴被左脚跟紧紧地压住的同时，用力地收紧肛门括约肌。然后，随着括约肌的收缩，收缩腹肌，将下行气向上提。然后练习收颌收束法，使上行气与下行气结合。为了使上行气和下行气结合，收颌收束法和会阴收束法应在屏息过程中同时进行。

这两种收束法，将被应用于后面会介绍的高阶呼吸法的练习中。在应用于呼吸法之前，先单独练习几天这些收束法。

· 收腹收束法（脐锁，Uddiyana Bandha)

收腹收束法应该在呼气的尽头——肺部排空时进行。这通常作为一个独立的练习。因为生命能量Uddiyate通过该收束法沿中脉上升，因此瑜伽士把它叫作Uddiyana Bandha，收腹收束法。通过彻底地呼气，肺部被排空，推向胸腔的上端，横膈膜也会提向胸腔内。

· 高阶瑜伽呼吸法

瑜伽练习者练习8种呼吸法，分别是：（一）喉式呼吸法（Ujjayi）；（二）太阳脉贯穿法（Surya Bheda）；（三）风箱式呼吸（Bhastrika）；（四）卷舌呼吸法（Sitali）；（五）齿缝呼吸法（Sithkari）；（六）嗡声呼吸法（Bhramari）；（七）眩晕呼吸法（Moorcha）；（八）漂浮呼吸法（Plavini）。前三种呼吸法对练习瑜伽的学生来说是非常重要的。

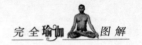

·喉式呼吸法（乌加依呼吸法，Ujjayi）

　　合上嘴巴，通过双侧鼻孔吸气，发出声音，直到空气充满喉咙与心脏之间的空间（从低位呼吸到上位呼吸）。接着，在屏息的同时进行收束法，然后从左鼻孔（即左脉）呼气。这能从喉咙去除痰物，增强消化力。这被称为喉式呼吸法。

　　　　　　　　——《哈达瑜伽之光》，第二章，51-52句

　　以上引文说明了乌加依呼吸法的性质。

　　喉式呼吸法的练习：取任意一种冥想坐姿坐好。合上嘴巴，从双侧鼻孔顺畅均匀而又缓慢地吸气。在吸气过程中，部分地关闭声门，发出低沉、悦耳而又不变的抽泣之音。在吸气之后，进行会阴收束法，收紧肛门括约肌，并进行收颌收束法，将下颌抵住胸口，然后屏息。在屏息期间，持续保持这两种收束法。在呼气前，放开收束法，使头和脖颈呈一直线，然后用拇指摁住右鼻孔，从左鼻孔呼气。这是一轮。在喉式呼吸法中，总是通过双侧鼻孔吸气，左鼻孔呼气。

　　可以从五轮喉式呼吸法开始练习，逐渐增加次数，直达到一轮20次。假如你每次只练习喉式呼吸法的话，则可以在教师的指导下，每次做到40轮。

　　喉式呼吸法可以从喉部祛痰。练习者不会患神经质、消化不良、痢疾、脾脏肿大、肺结核、咳嗽等疾病。练习喉式呼吸法去除衰老和死亡。

· 太阳脉贯穿法（Surya Bheda）

太阳脉贯穿法是下一个增加身体热度的练习。

通过太阳脉贯穿法，瑜伽学生能缓解心、肺疾病、水肿等。该练习还能帮助生命能量进入中脉，进而唤醒昆达里尼。该练习还能净化额窦，预防衰老和过早死亡。

太阳脉贯穿法的练习：取任意一种冥想的坐姿，最好是至善坐。练习时，闭上双眼，在心中反复默念OM。关上左鼻孔，不发声地从右鼻孔尽量长地吸气。然后用右拇指摁住右鼻孔，下颌紧抵胸口（收颌收束法），屏息。

逐步地延长屏息的时间。接着，用拇指堵住右鼻孔，不发声地从左鼻孔慢慢地呼气。在太阳脉贯穿法中，吸气总是用右鼻孔（太阳/右脉）进行的。从十轮开始，逐渐增至四十轮。在练习过程中，毛发根部会有汗液渗出，这是种健康的标志。

· 风箱式呼吸法（Bhastrika）

在梵文中，Bhastrika是风箱的意思。快速地接连不断地用力呼气是这个练习的特征。

就像铁匠快速地鼓他的风箱那样，你的呼吸也是快速进行的。在净化了气脉和神经系统之后，这是唤醒昆达里尼最佳的练习了。假如气脉已经得到净化，哪怕只是几轮的风箱式呼吸都能唤起昆达里尼。之后，瑜伽练习者能够感觉到全身充满了新的能量。

整个脊髓在震颤，昆达里尼上升到更好的脉轮中心。不论昆达里尼活跃于哪个脉轮，那个脉轮就会变得好像一个产

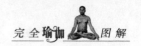
生高电压神经能量的发电机。这是强化血管系统、神经系统的最好的练习。它能滋补整个神经系统。它会提升全身的循环，使体温上升。接着会出汗排出所有的废弃物，这也会导致体温下降。当体内没有废弃物时，心识的专注力会提升到一个非常高的程度。风箱式呼吸中快速的活动会增加脑部新鲜血液的供给。只要做几轮风箱式呼吸，头脑就会变得非常清醒。风箱式呼吸对身心极佳的效果，不去练习是无法体会到的。

风箱式呼吸的练习：

风箱式呼吸同圣光调息的呼吸法类似。掌握了圣光调息之后，做风箱式呼吸就变得很容易。在圣光调息中，只有横膈膜在活动；但在风箱式呼吸中，虽然横膈膜还是起着主要的作用，整个呼吸系统都参与其中。

尽管风箱式呼吸和圣光调息相似，但其效果同仅仅作为清洁术的圣光调息完全不同。而且，风箱式呼吸有屏息，三种收束法（喉锁、根锁及脐锁）也均被采用，以使上行气下行气结合，唤醒昆达里尼。瑜伽练习者应该总是从老师那些学习恰当的技巧。

取任意一种冥想的坐姿，最好是莲花坐。然后以呼气为重点，快速地进行呼气和吸气，迅速地移动横膈膜和全部呼吸肌，同时发出在喉部和头部能够感受到的声音。

在开始的时候，可快速连续地呼气10次，接着，尽量深地吸气。然后在舒适范围内尽量长地屏息。接着，从右鼻孔呼气。在屏息过程中，使用收颌收束法和会阴收束法，将意识集中在位于脊髓最下端的中枢——海底轮的昆达里尼之上。

这是一轮。一轮结束后通过几次自然的呼吸来放松。每一轮风箱式呼吸中连续呼气的次数，可从10次逐渐增至30次。量力而为。

风箱式呼吸的正确练习，能破除三个结Grandhis：（1）在海底轮的梵天结；（2）在脐轮的毗湿奴结；（3）在眉心轮的鲁达神结。

这三个结位于脊柱中的中脉的三个位置。这些结阻挡了生命能量在中脉中的自由流动。借助风箱式呼吸，三个结被解开，昆达里尼能量能够逐渐朝着脑部的顶轮上升。

昆达里尼一旦觉醒之后，就应更多地练习风箱式呼吸，以将其带往中脉内更高的脉轮。

次要的瑜伽呼吸法

· Sitali 卷舌呼吸法

把舌头微微伸出唇外，卷成管状。嘴巴吸气，发出"嘶嘶"声，尽量长时间地屏息，然后从鼻孔呼气，每天做15到30次。这个练习净化血液，也能帮助止渴。这在夏天是冷却身体很好的练习。卷舌呼吸法是模仿巨蛇的呼吸。

· Sitkari 齿缝呼吸法

卷起舌头，舌尖抵住上颚，嘴巴吸气发出"嘶、嘶、嘶"的声音。然后尽量长时间地屏息，从鼻孔慢慢地呼气。

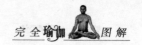

这也是冷却身体的练习，具有卷舌呼吸法的所有益处。

· Bhramari 嗡声呼吸法

从双侧鼻孔快速地吸气，发出蜂鸣音。紧接着，从两侧鼻孔快速地呼气，发出"嗡嗡"声。进行10次呼吸后舒适地屏息。练习嗡声呼吸法（蜂鸣式呼吸）可以使声音变得甜美悦耳。该练习可以带来冥想。

· 练习瑜伽呼吸法的重要说明

练习瑜伽呼吸法应该有规律、有系统。在身体状况严重不佳的时候，不要练习。

在屏息时，不要扭曲面部肌肉，从不过度屏息。如果胸部发生疼痛，立刻停止练习，直到疼痛缓和。避免说话、睡眠过多，避免吃鱼肉类食物。

瑜伽呼吸法不能像其他的呼吸练习那样机械地进行。在瑜伽的呼吸法中，需要注意力高度集中，因此心识起着重要的作用。在练习瑜伽呼吸法前，重复一些祈祷，或者你知道某个唱诵的话，可以唱诵。内心向你的灵性导师致敬。当老师不在的时候，在心中致敬，将他的振动带到身边，感觉在练习时一直得到老师的指导。当你从老师那儿汲取振动时，你实际上在和老师连接。当你和老师连接时，则即便他在远方，也能帮助你。这对于求真的学生极为重要。

真正的上师不论远近都能帮助学生。但学生必须保持思想的纯净才能接收到指导。如果你在练习呼吸法几个月后还不能看到结果，不要急躁。如果你真诚地相信你的上师，就一定会成功。但是，如果你要获益，一定要自己练习才行。

你的老师将会为你指路，你跟随着他前行，就会达到目标。没有老师能够替你来修习，不要以为只要上师碰一碰就能唤醒昆达里尼。假如有任何大师宣称他能够用他的能量唤醒你的昆达里尼觉醒，不要相信他。他也许会对你使用催眠术以达到他自私的目的。真正的老师从来不会这样做。他们会等待合适的时机来教授特定的东西。当你通过无私服务、祈祷、冥想而达到纯净的时候，他可以非常容易地传授更高的知识给你。

就如同要成为科学家，你必须学习所有的元素表，经过多年的努力才能毕业一样，瑜伽是一门精神科学，必须花很多年才能取得预言的灵性成果。有人得了病，说是因为练习瑜伽造成的。这是很严重的错误。假如顺从自然的法则，谁也不会得病。疾病是不自然的，健康是自然的。瑜伽是饮食、睡眠、呼吸及运动的自然的方法。在练习瑜伽的同时，假如得了什么疾病，那是其他的原因所造成的，不应归咎于瑜伽练习。

你可以去咨询老师，老师会帮助你发现问题的原因。如果不注意，甚至吃东西中都有危险，比如食物可能会进入气管而不是胃部。这并不意味着吃东西不好。因此，不论是瑜伽的练习，还是衣食起居，都必须谨慎和遵循起码的常识。

有人宣称练习瑜伽和呼吸法会导致精神错乱，我认为这样的人没有良好的精神状态。当你看到一个练习瑜伽的人表现出心理症状，这是由一些其他原因造成的，可能是饮食不当、过度疲劳、身心紧张、家庭的烦恼、缺乏正确的瑜伽知

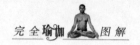

识、不当的指导或老师，比如老师从来没有教授什么是真正的瑜伽及其目的。在老师的指导下，这些原因都是能够去除的。如前所述，即使你在附近找不到好的瑜伽老师，也可以通过调整自己，从精神上来汲取老师的振动，或者内在的指引。所有的疑惑都会被消除。你自己可以亲身体验到。无需其他证明。

如果你还没有找到老师，也不要只是坐等。你可以通过读书开始初步的学习，初期，灵性道路上的先行者也能够帮助你，会使你做好准备，时机到来时遇到真正的老师。但当你寻求其他瑜伽练习者帮助的时候，要观察他是否言行一致。现在，很多读了几本书的人就变成了瑜伽老师，他们既不练习自己教的，也不能成为他们所宣扬的榜样。成为老师很容易，而成为学生可能需要一生的时间，在这世上最容易的就是教自己不了解也不练习的东西，最难就是言行一致。

有些老师批评一切，也不想去了解其他人在做什么。他们认为瑜伽中所教的通过身体控制和呼吸法来接近神性没有必要。他们只要求学生闭上眼睛冥想。当然，谁都可以选择自己喜欢的道路，但这并不意味着他人也要遵从他的方法。

没有什么可以不劳而获，也没有谁不犯错就学到了。那些认为身体练习没有必要的人，只不过是自己懒于练习。假如一个人能够吃东西，那为什么不进行练习和呼吸呢？有些人宣称运动和呼吸是反宗教和反神的。如果照顾好身体是反宗教的话，那么吃东西也是为了身体，也应该是反宗教的了。真正的瑜伽练习者会一直保持身体的洁净，远离疾病。因为身体是神的庙宇，没有了身体，什么都做不成，不管是肉体，还是精神。而且，瑜伽练习者可以把用在医药上的金钱和时间，用于更加有用的目标。因此，朋友们，不要采取任何这种容易的方法，那是走不通的，甚至不能给你一个正常健康的生活。

·专注于太阳神经丛及能量疗愈

太阳神经丛，是连接交感神经系统的重要神经中枢。瑜伽士认为，它是身体用于肢体活动的能量贮藏库。如同蓄电池能蓄电一样，在呼吸时蓄存能量。通过瑜伽呼吸法，瑜伽士吸入体内大量的能量，存储于这个中枢。

这个神经丛通常被称为"腹脑"，位于上腹部胃部凹陷的后面，脊柱的两侧。在控制情绪和各种身体功能方面起着重要的作用。

对这个能量电厂重击，会使人失去知觉。它由白质和灰质组成，向身体的所有部分放射出了力量和能量。当念头和能量通过瑜伽呼吸法（交替鼻孔呼吸法）来到该中枢，会给其充电。它不断为思考、行动和意志释放能量。能量在这个中枢的蓄积越多，人的意志力和思想力就越强，反之亦然。

常规练习瑜伽呼吸法为太阳神经丛充电的人，能够把多余的能量用以为他人疗愈疾病，而且能够通过瑜伽呼吸法迅速重新补充能量。

不要认为把能量分给他人，自己的能量就会被耗尽。因为你给得越多，从宇宙之源流入的能量就会越多。

当你想要疗愈他人时，轻轻地将两手放在患者觉得疼痛的地方，想象着能量像水从高处流向低处一样，从自己的双

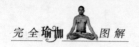

手流向患处。在意念中，同宇宙能量相连接，感觉到自己就是能量从宇宙之源到患者的链接。

患者立刻会感觉到温暖、缓解并获得力量。当你将能量传送往肝、脾、胃等身体的各个部位的时候，可以在意念中与细胞进行对话，命令细胞正常运作。你可以命令细胞，它们就会服从你的命令。

我的上师斯瓦米·悉瓦南达，现世的伟大圣者之一，就创造了很多所谓的"神迹"。他甚至能够进行远程疗愈，治愈远方的人的疾病。过去所有的伟大圣者和先知都做了这样的事。将来，还会有大量这样的奇迹出现。然而，这只是平常的自然法则。当然，因为我们并不能像基督和其他圣者那样，完全地将自己认同于那宇宙力量，所以就无法创造这样的神迹。但是我们能够做这样的简单疗愈，为我们的同胞们去除各种的病恙。

我们必须为了这世界的美好来做这样的疗愈，而不是为了个人的利益。唯有此，这样的疗愈才会有成果。总是将自己看作神手中的工具，以疗愈和缓解他人的痛苦。当你给他人传送能量的时候，重复OM。

第九章

意气身、心识的奥秘及超感知

　　一个让科学研究者困扰的问题，是有关常常出现的超感知事件，无法得到合理解释。例如，一位妇人梦见自己的儿子在战争中遇害，她惊醒过来，一看钟是凌晨两点。第二天，她收到电报说她的儿子在凌晨两点牺牲了。

　　另一位女士梦见儿子拜访她，说"我要离开这个世界到另外一个更好的地方去了，没有办法再看你了"。次日，她收到消息说她儿子已经离开了人世。

　　解释此类平常的事例，有一个困难，那就是大多数的人只相信他们感官认知到的。他们毫无顾虑地接受由感官传递的任何信息，他们并不知道，感官只是一个不完美的工具，心识在不断地校正着感官的错误报告。

　　现代科学的发展进入了这样的阶段，就是物理学家抛弃了通常体验到的日常世界，即感官认知世界，他们将物理学形而上。东方哲学里观察者和现实的理论，正被现代物理学家所使用。在吠檀多哲学中，从绝对的角度，世界被描述成不真实的，世界上没有脱离观察者的感官和心识而存在的独

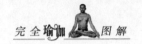

立的现实。因此，其真实性只是相对的。而且，我们通过不同感官获得的知识，会因我们用以观察的工具的属性不同而变化。

感官带给我们不断变化的信息，欺骗着我们。我们没有一个通用的感官，来衡量观察者的现实。"常识"经常制造假象。一根插在水里的枝条，看起来会像折断了一样，其实没有。甜与苦，热与冷，太阳与土地，物质和能量组成的整个客观世界，并没有独立存在于心识和感官之外。即便时间和空间，也只不过是心识的力量。所有的限制和障碍都将伴随着心识的消失而消失。

以我们目前的认知，所有对天地万物的知识，都是受到不完善的感官遮蔽而形成的印象残屑。我们当下的意识距离现实还很远。电磁波，比如伽马射线、无线电波、宇宙射线、X射线等对于人眼来说都是不可见的，但是，通过新仪器，我们可以认识到这些短频和长频的波长。现代科学家正在研究人们感官的局限，这也引领科学家们离形而上学更近了。

那么通常的感官不可靠的话，超感官认知是事实吗？它可信吗？

超感知体验和通常的感官体验都是有局限的，都是不完美的，所有的客观知识都是通过心识获得的，而心识是不完美的。

至高的真实，唯有在超越由感官和心识创造的三维世界，且超越时空的时候，才能被认知。通过身体和心识同外界接触得到的体验，属于三维世界，那些世界上所谓无法解释的现象（所谓超感官知识）则来自四维世界。

　　人类所见的日常现象，对于生活在二维世界的生物就是奇迹。假设有生物生活在二维世界中，对它们来说，没有对空间的觉知。因此，它们就不能够认知到发生在空间的事情。铁轨为一维空间，火车机师可以从一点来描述他的位置，比如一个车站或一个里程碑。但是海面为二维世界，在此船长通过经度和纬度来定位。机长需要在三维世界的空间中驾驶飞机，也就要考虑经度、纬度，还有距地面的高度，即海拔。

　　我们假设火车上的司机是生活在一维世界的，船上的船长在二维世界，而飞机的飞行员是在三维世界。从火车司机的角度来看，他只能从一点到另外一点，就是A到B。火车司机和船长都沿着海岸线直线同向前行。船长可以在海上从左到右移动，偏离直线，还是可以和火车一样到达同一地方。但是当船离开火车时，对火车司机来说船好像从他的世界中消失了，因为他没有二维的认知。当他看到船在终点时，船就好像再次实体化了。但是船长不但可以看到船的运动也可以看到火车的，因为他能够理解经度和纬度。同样，一个海上飞机和一艘船驶向同一终点，当海上飞机从船长视野中消失时，对船长来说也是个奇怪的事情。当飞机在空间中离开船长视线时，他或许以为飞机消失了，当它再次出现在船长的二维世界中时，看起来像飞机又实体化了。船长没有空间的概念，所以任何在空间中发生的事情对他来说都是无法解释的谜。

　　三维世界存在的行为对于二维世界的存在来说是神秘的。X先生是一个二维世界的存在，来自三维世界的Y先生造

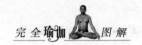

访他。X先生需要搬动一件物品一段距离，Y先生帮他在空间中移动物品。当这个物体移动到空间中时，它就突然从X先生的视线消失了，一会儿，Y先生把它放回，对于X先生来说，它又实体化了。对于X先生来说，这是一个不能解释的谜，而对于Y先生来说这是平常的事。

同样的，在四维空间发生的现象对这个世界的一般人来说是神秘的。远距传物，不需要任何物理上的接触，把物品从一间锁着的房间透过水泥墙移动到另一间房间里，这样的事对在三维世界中生活的地球人来说是神秘的。生活在比我们更高维度的更高的存在可以做很多对我们来说都是未解之谜的事。他可以移动重物进入四维空间再将之带回到三维空间。当物体被移动到四维空间，它可以穿透我们世界的固体，就像无线电波穿透墙一样。所以远距传物、心电感应和所有其他不能够清楚解释的现象，事实上都是四维世界的现象。还有比我们的世界更精微更高的层界，人用意气身在这个意气层界运作，就像肉身在物质层界运作一样。心识和感官在意气身之中，即使肉身死亡，它们也不会消亡。

意气身由19个要素组成：五大行动器官，五大认知器官，由头脑、智力、自我、潜意识组成的四大内在工具，以及五种能量（生命之气）。一些神秘学家认为意气身由肉眼看不见的半流体状或更精微的物质构成。任何人都有意气身，而且，意气身比肉身更接近真我。但是，在这里必须指出，真我驻于这些身体里，这些身体都不过是真我的载体。在意识清醒的时候，意气身在肉身协作下运作。在沉睡的时候，意气身多少脱离肉身，在肉身的上方停悬。当一个人在麻醉、昏迷或晕倒情况下，相同现象也会出现。某些神秘学的学生能有意识地将意气身抛离肉身，按照意愿漫游。意气身和肉身依靠一精微纽带相连，生命能量流经此纽带。事实上，这两个身体由这一纽带连接，这纽带一断，死亡立即来临。所以，在死亡发生时，这纽带是断的，而在睡觉时则是完好的。

所有的超感知和所谓的无解之谜都是意气身在更高维度的运作。我们在清醒或睡梦状态的所有体验都是心识和感官的产物，超感知的各种产物也是如此。事实上，如果没有心识，什么都不能被看见或感知到，而现在心识对我们来说就是全部。尽管肉身同意气身有区别，但都由心识控制。

瑜伽士付出了极大的关注和努力去控制心识，并用所实现的心识的力量来揭示人类隐藏的奥秘。心识本就是不安定的，因为它每时每刻都在受外物的视觉、声音等的影响，通过感官的活动来认知外物。因此，要去控制自我，一定要将心识与感官事物分离，使之从任何偶然转向的方向收回，保持在控制之下。加上专注、冥想、超意识状态这三种练习，就是对心识的完整训练。要控制和训练飘忽的心识是极难的。因此，哈达瑜伽给出了各种各样的身体练习，这样学生随着瑜伽练习的提高更容易控制其心识。伟大的瑜伽士斯瓦特玛拉摩，公认的瑜伽权威的专著《哈达瑜伽之光》的作者，清晰地讲道，瑜伽练习的目的是为了准备好与更高的自我联结，而不单单是为了获得神通（身体的能力和超自然的能力）。

控制心识后会带来各种瑜伽能力，但是真正的瑜伽士根

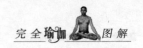

本不在意这些能力。这些能力常被那些并不高阶的瑜伽练习者，为了利己的目的而使用。一旦向好奇的公众展示，这些能力就会丧失。

既然肉身和意气身密切相连，而且心识是身体的真正主人，了解心识就很关键。

精微身或者说意气身是服务于头脑和感官的身体，从意气身才产生出了粗显的物质身。心识和物质是创造世界的灵魂意识的遮盖力。这个遮盖力在梵文中叫摩耶之力Maya Shakti，它将完整（Purna）变为不完整（Apurna），把无限变为有限，把无形变为有形，等等。摩耶之力可以被称为至上存在的宇宙心识，在个体层面则为个人的心识、自我和感官。

心识及其功能

在进化的历程上，根据其所运作的身体，心识的功能也会处于不同阶段。心识从潜意识层面来到简单的意识层面，逐渐地进化到自我意识，最终到达宇宙意识。在植物界和动物界这些较低的层界，心识呈现为无意识的状态。对动植物来说，无意识的这部分占主导。人类也具有这部分，它对人类目前的发展阶段有着巨大的帮助。心识的这一部分叫作潜意识层面或本能（梵文，Chitha）。人类的心识在不止一个层面运作。当前，心理学家们认识到了心理状态的不同阶段，并促成了众多用以解释的理论的出现，但心理学家们关于心识活动的知识仍然处于初期。从瑜伽的哲学中可以获得关于心识功能有趣而又形象的了解。

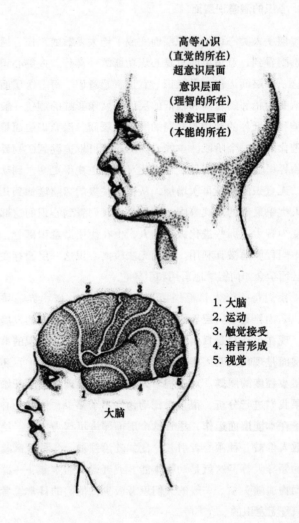

高等心识
（直觉的所在）
超意识层面
意识层面
（理智的所在）
潜意识层面
（本能的所在）

1. 大脑
2. 运动
3. 触觉接受
4. 语言形成
5. 视觉

大脑

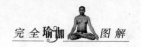

心识的潜意识层面

似乎人类心识的意识层面完成了绝大多数的工作,通过反思则看到,意识层面只是心识功能的一部分。人类心识基于这三个层面运作:潜意识、意识、超意识。每一个层面都会渐变为相邻的较高和较低的层面,就像彩虹的颜色一般。人类和较低等的动物有共同的潜意识层面,潜意识层面是思想进化的第一个阶段。本能心识的萌芽可以追溯到矿物界。植物界里变得更加明显,在进化尺度上也变得更高。到动物界,无意识的呈现再次增加,从植物一般的智能增加到几乎与人类中最低的形式等同。在人类,我们看到心识的这部分渐变为智力。那些进化极高的人,也在使用潜意识部分,并且不同程度地被其利用。我们无法脱离心识这一层面存在,就必须学会如何智慧地运用和引导它。

我们每一个人,都经历了漫长的旅程,矿物界、植物界、动物界等不同层界的84万种身体,才达到现在的发展阶段,现在也还只是日出阶段,一整天还很遥远。心识的第二个层面是现代文明人类在使用的智力(也译作理智),还只有很小程度的展露。对于很多人,智力的显现才刚刚开始。如果我们进行分析,很多人比动物好不了多少,他们的心识几乎在本能层面运作,尽管这个层面照进了智力之光。绝大多数人都被各种领导者引领,比如政治领袖、各种社区或部落的领导者等。这就是动物本能,或者说群居本能——群居的动物追随头领。一般的人们思考极少,他们的日常思考也都只是无意识的。

心识的本能部分，最低层面的功能与植物界所呈现的类似：出生、成长、衰退、死亡，都是自动无意识的过程。这对于植物、动物、人类都是共同的，这些过程都是心识的本能。在身体（不管是植物的、动物的还是人的）存在的过程之中，不断进行的修复、改变、消化、同化、异化、循环等功能，就是由心识的这一部分完成的，都是在潜意识层面进行的，意识并不知晓。

所有非随意器官都在这部分心识的督管之下，这些自主功能只是心识本能的一小部分。在动物的进化过程之中，特定的东西变成了其存在的必需。由于推理能力并没有被需要，发展出来应对紧急，所以本能心识取代了智力，其惊人的智能被无意识地闲置了。心识的这种功能（斗争本能）在动物之中是为了自我保护和维持，在人类中也仍然占主导。但是成熟的人的理智可以控制住斗争本能，源于展露的高等内在工具的光；而未开化的心识则会跟随着低级本性。

筑巢、越冬、冬眠、哺乳幼崽等本能都是潜意识层面的功能，这对于动物的生存至关重要。在智力发展之前，本能部分自然就承接了其所有工作。潜意识层面的另外一个功能，就是去自动完成我们通过智力学会的事情。当我们用心学会了某些东西的时候，我们实际上是从智力层面掌握了它，然后通过心理过程将它传递给了潜意识层面。这个过程是基于潜意识层面与发展的智力的连接和融合，是潜意识层面较高的呈现。我们的大多数日常工作都是自动完成，比如走路，你会轻易做到。

心识的潜意识层面不仅仅只执行智力的正确引导，也

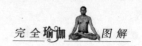

同样会执行其错误指示。所以那些日常生活之中不必要的恐惧、焦虑和担忧都被潜意识层面吸收，之后再投射到心识的意识层面之中。童年的惊吓或恐惧会在一个人年老之后仍然折磨他，除非他得到反向暗示的帮助。

催眠暗示引向心识的潜意识层面。一位催眠师在全然拨开个体心识的意识层面之后，继续操纵其潜意识层面。由于个体心识的意识层面暂时停止运作，所以潜意识便在催眠师的掌控之下。无论给予什么样的暗示都会得到绝对的执行。这里用到的技巧是应该非常慎重对待的技巧，因为催眠师有意地不断拨开个体的意识层面，使其无法给予自身恰当的暗示。这是催眠疗法的主要异议。在某些案例中，催眠疗法纯粹由无私的人来执行，确实会帮助到个体，不过这样无私的人是极少的。将个人的意志交付给另一个人，极少可取。不仅如此，来自个人自身智力的暗示才是引导自身潜意识的最好方法（关于瑜伽中控制低等心识并发展高等心识的方法在第十章讨论昆达里尼和脉轮冥想之中有详细阐述）。

在心识的潜意识层面中，有从各种源头接收到的所有知识和印象，不仅仅是这一世的，还包括往世的。潜意识层面就像一个包含所有我们已知和未知的储存室；而这一切则源自遗传及其他各种来源，这些来源也同样呈现在潜意识之中。它还包括从智力层面获得的知识，以及从与他人的关联中获得的知识。一个常见的经历就是年幼时候记的路，已经忘却很久，并且多年都没有想过，忽然从心识的潜意识层面中投射回来。

有些人能做今世没有学过的事情，有些孩子在没有接受相关教育之前就会绘画或唱歌。还有些人生来就是演说家、作家和牧师。这种人就是平常所说的天才或有天赋的人。其实，这些天赋不过是累世的在相关课题上持久努力才获得的。

　　心识的较低层面，是低等情绪、本能、激情、欲望、食欲、贪婪和淫欲所在，同样，我们也应该记得更成熟的人，内在的高等情绪、灵感、求知欲等的存在，这些是来自心识的灵性层面的呈现。较低的心识层面是心识的三个层面之中最粗最低的，也是随时准备着将我们束缚于俗世俗物之中。

　　斯瓦米·悉瓦南达，伟大的瑜伽大师，喜马拉雅瑞诗凯诗的神圣生命学会的创始人，在他的著作《神秘的心识》一书中写道：情绪，就像引擎的蒸汽一样，是动力。它会帮助你进化。要不是情绪，你也许会进入被动或者惰性状态。它会推动你去行动或活动。这是一种祝福。但是你一定不能沦为情绪的猎物；你一定不能任由情绪涌出，而是允许它们在心识之海中慢慢升起再安静平息。有一些人很喜欢听一些轰动性的事件来激起情绪；他们依赖情绪而活，不然就会觉得非常沉闷。这是很严重的疾病。

　　爱、恨、愤怒、贪婪、恐惧、羡慕、嫉妒是心识的情绪。所有邪恶的品质都衍生于愤怒，因此对瑜伽学生的忠告是控制愤怒，其他不好的品质就会自己消亡。不仅如此，情绪还影响着由神经系统控制的内分泌腺体，从而引起内脏正常功能的紊乱。

　　近些年，纽约医院的哈罗德·伍尔夫和斯特伍·德伍尔夫教授，做了一个谨慎又不同寻常的胃部和消化系统的研

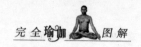

究。一位病人在事故中，腹部被枪打穿，余生都留下了一个豁开的洞。通过腹壁上的这个洞，医生得以研究人类消化系统的奥秘。

根据伍尔夫等医生的报告，伤害性最大的情绪是焦虑，焦虑会引起胃溃疡。调查显示病人的胃部在放松状态下呈浅粉色，有很多皱褶。当他愤怒时胃部就会呈现为鲜红色，胃壁平滑并且紧张。当被恐惧影响时，面部和胃壁都会呈现为苍白色。抑郁则会阻碍消化液的流动，使胃部无法消化食物。

潜意识层面或本能心识，在吠坛多哲学里面叫作Chitha。心识的潜意识层面大都由隐藏着的却仍可被发掘的经历和记忆组成。当身体老去，第一个征兆就是很难再记起人物或地名。原因不难理解，心识通过相关性去记忆，年老时，一个人仍然可以记起在学校或者大学期间读过的章节，但是很难记起昨夜刚读过的段落。这是因为随着脑细胞的衰退，心识的潜意识层面失去了捕捉和储存概念的能力。过度劳作、担忧和焦虑引起的脑细胞衰退，使记忆能力很快丧失，只有很少的印象可以进入心识的潜意识层面。

推理过程只局限于意识层面，潜意识层面的精神活动要比意识层面宽广得多。准备好的时候，信息会从心识的潜意识层面中像电光闪现一样出来。只有一小部分精神活动会达到意识层面。当我们驾车穿行于嘈杂的街道，和车里的朋友交谈或者正在解决什么问题，但驾驶、转弯、停车基本就无意识地完成了。当我们坐下努力去尝试解决某个问题时，可能会失败，而在睡梦中，有些问题就会被潜意识解决，在醒来后投射到心识的意识层面中去。这时，心识的潜意识层面就如同驾驶员一样在工作。

即便在睡眠中，心识也是无间歇地工作和解决问题，进行安排、分类、比较、理顺所有事实，并得出合适的令人满意的解决方案。有了潜意识层面的帮助，我们可以消除内外器官的紧张，使它们获得恰当的放松。

意识层面以下的植物性非随意功能，都在心识潜意识的管理之下，本能的潜意识智能很少会失败，一个动物几乎能够单凭本能就辨别出有毒的植物，但是本能的作用毕竟是有限的，它像机器一样运作。接下来是一个更高的了知的状态（智力），它容易出错并且经常犯错，但是它的范围更广，我们可以叫它理智，它比本能的范围广，但是本能的确定性比理智更高。动物们本能地知道该吃什么不该吃什么。当它们生病了，自然会断食。当一只狗生病了，我们会看到它会不怎么爱吃东西。潜意识的智能掌控着内在的机能，促使狗采用通过断食排毒的自然疗法。

心识的潜意识层面，人类依然有，它在各方面为人们提供着帮助。由于推理能力的发展，人类丧失了大部分本能，尽管它在日常生活中仍起着很大的作用。即便狗和猫这样的动物，由于和人类的共处，也丧失了很多本能，和人类一样遭受煎熬。

人类没有让成熟的智力引导并合理暗示潜意识，而是通过错误的暗示去干涉潜意识的自然运作，给自己的生活增加了痛苦。

在潜意识的帮助下，我们可以通过培养健康的美德来改

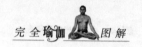

变邪恶品质。如果我们想克服恐惧，就必须在思想上摒弃恐惧并专注于它的反面——勇气。积极方面永远会战胜消极方面。即便令人反感的工作和职责也可以通过培养对它的向往和兴趣来改变。所有的行为、快乐、经历都会在心识的潜意识层面之中留下精微的印记。唤醒这些印象会带来回忆。

思想领域的神秘现象，比如心电感应、读心术、催眠术、迷幻术、远距离治疗、通灵疗法等，清楚地证明了心识的非凡功能。从被催眠者的自动书写和其他经历，我们也可以明确推断出心识的潜意识层面的存在。

所有的天才都会在潜意识层面运作，如果一个想法植入心识之中，通过潜意识的作用它会在夜间发展。如果懂得操纵潜意识层面，就可以通过这个自动的过程完成大量的思想工作。当潜意识在工作时，心识中有意识的推理层面就完全进入休息或者只是部分工作，来监督潜意识层面。因此，即便是在辛苦的工作之后，人也会觉得更加放松。所有伟大的人，都可以控制潜意识层面并知道如何让它为己效力。潜意识的这种自我运转的能力，是通过与展露的智力关联而来的。

心识是这个地球上最伟大的力量，谁能够控制自己的心识，谁就有无穷的力量，可以将心识的所有层面置于他的影响之下。心识的不可思议的神奇力量，让人心生敬畏。心识的潜意识层面呈现为不同程度的觉知，从几乎完全的潜意识，到最高级动物的简单意识。野人也如同高级动物，几乎生活在本能层面，只具备初级发展了的智力。

自我意识在理智展露时才会出现，宇宙意识随着直觉或者说高等心识的展露而出现。意识的逐步成长是瑜伽哲学中最有趣最重要的分支。

我们已经知道，心识的较低层面是低等动物的食欲、激情、欲望、本能和情绪所在。我们仍然有这些低等本能，瑜伽练习者学习去约束和掌控这些低等本能，使之服从于成熟的智力和高等心识。当我们在灵性层面成长时，会发现这些低等本能占主导，然而我们不必因此气馁，因为知道它们的存在，就已经是灵性进步的标志。之前，当低等本能在运作时，我们都不能认识到，然而现在却能看到和认识到。尽管这需要耐心、毅力与信念，当我们在修行之路上进步时，高等心识会获得对低等心识的掌控。

尽管人类有动物的所有品质，包括属于低等心识的饥饿、口渴、疲惫和恐惧等，但唯有人具有控制它们的智力，这就是人超越动物之处。在智力发展之前，低等心识所主宰的生灵，有激情没理智，有情绪却没有掌控它的智力，有欲望但没有自我认知。有一些更进化的动物，比如猴子和狗，它们的低等心识微微地接收到智力之光的照耀而表现出微弱的理智，这就是简单意识。

真正的智力的第一个标志是自我意识的觉醒，或者自我觉知，这种自我意识也就是"我"的意识，人将自己与他人作比较，并分析这种比较时，人开始处处维护自我意识，开始依赖自己的心识，而不是盲目接受他人的思想。

随着心识智力层面的展露，现代人类心识的所有完美成就出现了。当今，人们认为智力是最高的准则，凡是不能够理解的就否认，随着智力不断展露，它会从心识的更高

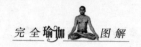

层面，即高等心识，获得越来越多的光亮。当智力作为主导时，自我意识或者说"我"的意识就开始了。这个"我"的意识叫Ahamkara（"自我"），是人类自我冒充的本性。当人自我冒充时，心识的这一部分就变为自我中心主义。因为受之影响，人类才会犯下邪恶错误的行为。为了来到灵性层面，灵魂必须接纳新的条件，并要克服很多障碍。当灵魂进步时，会面临更多考验和超越更多的障碍。甚至在其进步的过程中，看起来仿佛是倒退了一般。

智力的觉醒并不一定意味着人是完美和神圣的。尽管高等智力的展露给人类以向上的倾向，但一些人还被严严实实地包围在动物鞘之中，他们利用发展了的智力，去满足低等动物的欲望，他们使用狡猾和机智去满足低等本能，而不是用觉醒的智力去约束这些欲望。当他们的斗争本能被唤醒时，他们可以去算计和谋划，而野兽仅仅只是被本能所掌控。

当智力被高等心识之光拉向更高的层面时，低等心识或者不纯的心识会施展其威力，让人会降到野兽都无法想象的低处。在智力仍然处于初级阶段时，纯净的心识和不纯的心识之间的斗争就开始了，很多情况之下，低等本能仍然控制着智力不纯的心识，或者说低等心识是欲望、食欲和激情所在。纯净的心识或者说高等心识是直觉的所在，直觉带来更高的知识。智力处于二者之间，被任何一方或两者同时影响。如果我们是理性的，抉择权就在于我们。让发展了的智力保持警觉，不要再被拽回到我们已然超越了的动物生活之中。直觉是高等心识的一种灵性官能，它高于智力，它就是智慧之眼。

康德承认某种高于理性的存在，通过理性无法理解的存在，超越理性的超然存在。他也说过智力是脆弱、有限、弱小、无力的，受时间、空间、因果的影响，它有其自身限制，不能直接知道或者领悟到其内在那全然喜乐的东西，而这即是Brahman梵（吠壇多哲学中的至上存在）。

理性既是帮助也是阻碍。如果它对我们达成生命目标和抗争动物本能有任何作用，那就是一种帮助，如果它挡在我们走向完满的路上，就是一种阻碍。

当我们考虑到绝大多数人，其智力几乎没有展露，只是迈入智力层面几步而已，就能理解哪怕只是去领悟一丁点那更高的心识——直觉会有多难，有着超凡灵性发展、灵性进化了的少数除外。

直觉是心识的第三个也是最后一个层面。它并不与理性相违背，而是超越理性，并从智力所无法渗透的意识中，带来知识与智慧。直觉是获得关于真我的知识的方法，需要有纯净的心才行。心的纯净需要通过就着真我反复、持久、密集的冥想才能达到，而真我或者说至上的灵魂超越属性、时间、空间，没有出生，也不会死亡。理性会帮助我们来到直觉的大门面前，告诉我们，这个现象世界与自我领悟的持久体验相比是不真实的。理性有它自己明确的作用，在我们探寻真理的开始对我们有帮助。

神智学者也将理性分为两类：Sudha Manas或者叫纯粹理性（高等心识或智力）和 Kama Manas或者叫本能心识（低等心识）。康德也做了同样的分类——纯粹理性与实践理性。

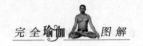

他将非纯粹理性命名为"实践理性"。实践理性可以帮助我们维持生计，获得事务性知识，而纯粹理性帮助我们获证圆满与更高的智慧。法国哲学家伯格森则更进一步。他说："存在是比理性更强大之物。"理性和感官所不能触及之物，即直觉。通过直觉的力量，人可以看到不可见、不可知之物。

我们每一个人，不论多么未经开化，都具有心识的高等层面——直觉。但是，尽管很多人了解高等心识的存在，只有很少人开发了直觉的功能。走上瑜伽之路，灵魂对光明与知识的渴求，对物质幸福的不满足，都是高等灵性心识之光照进意识的标示。

来自高等心识的哪怕一点光芒，都能够使我们唤醒灵性意识，我们会感到强烈的灵性不安，直到走上通往知识的正确道路。随着一个人的高等心识的展露，他对于无上力量的真实性开始有了持久的感知；他随之成长，开始会有他人如兄弟手足的感觉。

人类对于神圣力量的更好更全面的理解并不来源于智力。只靠理性也不能完全解释人与人之间关系的增进。我们倡导的爱与善也并非源自于智力的推理。在一个在家人的生活中，在一个穷人的生活中，在富人，在修行者，事实上在所有人的生活中，培养直觉都是非常重要的。

最强大的力量存于精微，而非粗显。举重冠军用强大的肌肉举起巨大的重量，假设带给肌肉力量和神经冲动的神经元被切断，肌肉就无法运作。城市里的现代化，多彩的灯光，巨大的工厂，电车、影院、剧院，它们背后，仅靠一个供电站通过电线提供活力与能量。这看不见的能量和电线，才是这喧喧闹闹城市背后的真正能量。精微才真正是能量之所在，尽管我们看到的是粗显的活动。我们通常看不见精微的活动，除非这活动奇迹剧烈，我们才偶尔感知到。我们不断抱怨自己不能够控制思想，怎么能呢？当我们能够控制"精微活动"，能够在它变为想法、行动之前就从根源上抓住它，唯有此才有可能控制全局。

现在，如果我们能够建议、研究、理解，并最终去运用这些精微能量，我们就有可能去掌控自己。

一个人如果能控制自己的心识，他就可以了解其他人的心识，因为每个人的心识都同宇宙心识相连接，这就是为什么纯粹和美德一直都是宗教的宗旨。就如同一个人通过了解一块黏土就可以了解世界上所有的黏土，同样，了解自身的心识，就可以了解任何心识的秘密，具有对所有心识的掌控能力。

我们来看一个人的童年，每一个人在童年之中都历经了其种族进化至今所经历的各阶段，即便这个种族历经了几千年才到达现在的阶段，对孩子来说只需要几年。孩子刚开始表现得像个原始人，比如将蝴蝶碾碎在脚底，但是他很快就越过了祖先的这些原始阶段，在很短的时间内来到其种族如今的阶段。

让我们把全人类作为一个大家庭来看，与其他生灵们为一个整体。"整体"前进的终点就是我们所说的最高意义的圆满。一些人并没有与人类族群一起去等待漫长的时间，经历一次又一次轮回，而是在生命的短暂年岁中得证圆满并

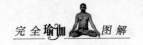

快速历经了很多阶段。瑜伽修行者称，如果我们忠实于自己，就可以加速进化的进程。如果一些野人被带到文明社会之中，然后接受合适的教育，他们的进化就会被加速，即便他们丛林里的兄弟们仍然生活在原始之中。我们可以帮助加速树木的生长进程，同样的，我们也可以人为来加速一个人的进步。我们无法限制这个加速过程。我们也无法说一个人一生可以进化多少。一个圆满的人，一个种族几百万年后才能出现的人，在今天即可出现。这样的人是先知，他们的化身是在这一世已经证悟的人。近来有这样的人，如耶稣、佛陀、商羯罗——伟大的瑜伽哲学家。

这个加速过程可以通过发展我们的高等心识来获得，而高等心识是力量的精微部分。一个人很容易成为心理学家或者哲学家。但是只有那些决定控制低等本能心识的人，才可能研习自身的心识和培养自身的精神力量。

从高等心识中可以获取一切未知的知识，这也是那些先知者获取启示，预言家获得远见的源泉。由智力获取的科学知识，也来自于与高等心识的联结。很多人在工作中专注于很高的理想之上，并听到了高等心识与他们的对话。

随着灵性意识的增长，人会将自己带到与更高本性的联结中。很多人因此获取了智力不可企及的知识。

直觉是从高等心识那里获得的直接认知或者直接知识。伯格森教授在法国宣讲直觉，让人们知道了还有比智力更高的知识来源，在直觉之中完全没有推理过程。直觉超越理性，但是并不与其相悖。智力将一个人带到直觉的大门之后，就等着那通过推理无法发现的答案。心识中直觉所在的那部分会发现一些真相，传递到智力层面，然后智力会对其进行推理，但这些真相并非源自于智力。智力是冰冷的，但高等心识则是温暖生动的，具备更高的感觉、爱与慈悲心。

随着一个人的灵性展露，高等心识发展，他会感觉到和所有人的联结，会越来越爱与他同时代的人。看到他人受苦，他也会很痛苦；当这种痛苦达到一定程度时，他就会想办法去修复。

所有的哲学家都会思考高等心识和低等心识之间的斗争。智力代表着个体"我"的意识。这个"我"的下面是本能心识或叫低等心识，对人产生消极影响。另一端则是灵性心识，刺激智力的逐渐展现，帮助人掌握和控制低等心识。

在神话故事和传说中，高等心识和低等心识的斗争，往往被展现为人一方面被恶魔诱惑而另一方面被天使守护。一般人阅读这些故事，并不知道其深层的哲学意义。自我处于转变的阶段时，这种斗争非常痛苦，高等心识会让人理解事情的真实状态，并帮助他强化对低等本性的掌控。

灵感也会随高等心识而来，哲学家、科学家、作家、传教士和艺术家们在过去获得灵感，今天仍然在继续获得这灵感。

那些人类伟大的领袖、作家、演说家，我们往往发现是他们的人格魅力起作用。这种人格魅力并非其他，正是伴随着高等心识的发展，伴随着同纯粹灵魂的联结所产生的力量。一个有影响力的人，就好像对他同时代的人施了魔法一般，他的个性就像发动机一般，可以将他同时代的人从这个感官世界提升出来。

将伟大的灵性导师与智慧的哲学家相比较。哲学家很少

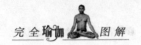

能够影响到任何人的内在自我，尽管他们写过很多非凡的著作。另一方面，灵性导师和先知用他们的直觉智慧，在一生中影响了无数国家。这种差距是由个性特质造成的。在哲学家微弱的个性中，几乎没有源自高等心识的灵感；而对于来到先知身边的人来说，先知本身就是灵感本身。

瑜伽科学宣称它已经发现了发展直觉和人格的方法，而这些，现代心理学家仍需要去学习并理解。当心理学家还在黑暗之中苦苦探索潜意识层面的运作，瑜伽关于心识的科学已经超越了高等心识，发现了所有智慧之源，在此有每个人都在追求的永恒的平和与喜悦。

某些特异能力也可以这样被人接触到，除非一个人已经从低等本性的吸引中脱离，否则这种能力是极少可以得到的。只有一个人不再想将这能力为己所用时，这能力就会出现。这是永恒真理。

随着一个人灵性意识的展露，他会更依赖于其内在的声音，有能力将它与低等心识的冲动加以区分。每个人都希望独立，没有人会喜欢被别人的意愿左右，基本上每个人都渴望被自己的意志所引导，并且统领他人。没有人喜欢有对手，这不正表明了，每个人都想要那个无法从理性知识和物质财富中获得的东西吗？

很多人的高等心识或者直觉心识，是逐渐缓慢展露的，他们能感觉到意识和灵性知识的稳定增长，可能没有可见的惊人的变化。但有的人，可能会出现灵光一现，将他们带离牢笼一般的身心，进入一个更高层面的意识和存在。当心识还没有准备好时，那种意识状态中的经历，就无法被清晰地带到意识之中。一个对超越感官的任何事物都没有了解的普通人，就会把这叫作幻觉。

根据个体的发展程度，过去的训练以及思想的净化程度，这些经历会大有不同。不过有些特质都是一样的。最常见的感觉就是几乎拥有了关于一切的完整知识。这种体验可能只持续片刻；一开始，会让人因为失去他所见的，而懊悔痛苦。他可能会再次努力想去再看一眼那快乐和智慧。对于另一些人来说，这种体验就好似闪电之光完全掌控，持续一会儿或者更长的时间，伴随一种被无处不在的闪亮的光包围着的感觉。

即便这种经历的时间很短，但只要经历过的人，就会永远不一样了。这些经历的回忆在后来都被证明是舒适和力量的新来源。当他从狂喜的状态中醒来，他就会想，"我一定没有醒来，因为为什么都看起来跟以前不一样了"或者"我第一次真正觉醒，以前的一切都只不过是梦"。

就像一个人无法向一个没尝过甜味的人道出什么是糖，或者向一个天生的盲人道出色彩，同样的，没有人能描述瑜伽士的此等经验。

对于无法智慧地表达这些事，有人说："当我想要尽量表述时，发现自己的舌头已经失效，连呼吸也不服从其感官了，我彻底成了一个木头人。"

雅那瓦尔吉亚是一位伟大的圣哲，他向他的妻子麦特茹亚这样解释最高的灵性意识："当有两者时，一个会看到另一个，一个会听到另一个，一个会欢迎另一个，一个会想起另一个，一个会知道另一个。但是当整体都变为真我或灵

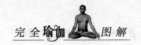

魂时，谁又被谁看见，谁又被谁听见，谁又被谁欢迎，谁又被谁知道？"这个观点被叔本华采用，反映在其哲学之中。我们通过谁知晓这个世界？通过什么知晓他？如何去知道那知晓者？通过什么方法去知道那知晓者？因为在那之中，通过那，我们才能知晓一切。我们通过什么方法才能知晓他？没有方法。在那体验中，知晓者，知晓和所知都融合为一。在那体验中，过去、未来与现在融合。在奥义书中，灵魂的这种经历的状态被通过否定来描述："那些知道它的，不知道；那些不知道的，知道它。"

随着我们在灵性道路上的进步，这种体验会在合适的时间出现在每个人身上。最后总结一下，我们不要总是被理性束缚，因为智力低于直觉，并且常常会犯错误。但是我们也不要认为，直觉——高等心识的力量，只属于少数有天赋的人。我们每一个人都拥有它，只不过很少有人表现出了高等心识的显著发展。虔诚、爱、纯净、帮助同族的强烈意愿和无私都是高等心识之光射入的迹象。瑜伽科学将这样的讯息带给了我们每一个人，不管我们的宗教、种姓或国籍，人内在都有一个不朽的灵魂，那里有全部的知识、所有的财富、快乐和平和。并且同时带来短时间内可以达到"我们内在的天堂之国"的实际方法。

总结一下，人类心识在三个层面运作：

1. 潜意识层面，或者说本能心识、自动的心识层面。它控制着机体的非随意功能；它是低等情绪和动物本能所在，并执行我们日常活动中的下意识功能。

2. 意识层面，或者说智力。智力可以控制和引导潜意识，也是自我或者"我"的意识的基本前提。推理就是智力的功能。

3. 超意识层面，或者说高等心识。这部分心识在智力之上，其功能将达到直觉和高等意识。

在这三者之外就是纯粹意识，也称为精神、灵魂或真我，其本质是没有形式、没有时间、没有变化、没有限制的。

心识、时间和空间

我们越是分析时间和空间，它就越只能化为概念了。时间是心识的活动，心识只能借由"以前""现在"和"以后"，或者说过去、现在和未来，这些概念来思考。根据瑜伽哲学，"真实"是超越时间和空间的。这意味着我们所认知、思考或知道的一切都是由于和心识的关联：心识只能通过时间和空间的概念才能运作，就像艺术家只能在画布或类似的背景上才能作画一样。

没有背景，就无法画出一幅画。同样的，没有时间和空间的帮助，心识就无法思考。你一让心识停止，时空便会消失，但心一动，时空又会重现。因此，事实上心识、时间、空间是同一的。心识不能独立于时间之外存在，而时间和空间也不能独立于心识之外而存在。心识、时间、空间就好像一个三角形的三个顶点。

我们用时间和空间所认知的一切都会改变，并且会因心

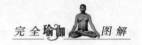

识的特性而带来不同的体验。所以，真实，一切事物背后的根基是无法通过时间和空间来认识的，因为它是不变的。

那么，怎么才能够了解"真实"呢？我们必须超越时间和空间的限制，超越心识或者使心识的活动停止。当心识停止时，就没有时间或空间的概念了，也就意味着除了对不变之真我的觉知，没有其他向外的意识。

这种对真我的觉知叫作自我领悟。唯有在超越心识、时间和空间的时候，才能达到。对于真我的觉知也称作实现永生。因此，死亡就意味着真我的外化，变为心识，时间和空间。

作为纯意识的真我是持续的、永恒的、不变的，但是为了能够认知真我，我们必须将之割裂成分离的瞬间，想象它是由分离的瞬间组成的无限的序列，而其中只有唯一一个瞬间对我们来说是存在的。换句话说，认知到真实的时候，我们称之为"现在"。看到过的，但现在没看到的，我们称之为"过去"。现在没看到但是期待会看到的，我们称之为"未来"。

因此，时间，过去和未来，是基于"我"这一现实的，印度教哲学将之描述为"永恒的当下"或"永恒的存在"。

现在，我们来分析一下我们与过去、现在和未来的关系。严格说来，过去、现在或者未来对我们来说都是不存在的。但是，我们持续地生活在"现在"这真实之中，而"现在"会消失，成为过去；我们仓促地将"未来"变为"现在"，而未来则不停地消逝成为过去。反思一下，你就会赞同印度哲学中的世界并不存在，世界只存在于某种假象的错觉之中，在心识之中闪现又消失。

我们认为过去不存在，因为它已经过去了，消失了，且变成了其他。未来也不存在，因为此刻它并不存在：它还未来到。那什么是"现在"？现在是不存在的，因为它无法丈量。现在是未来转变为过去的间歇或者说时间点。现象过渡的这一时刻，从一个不存在（未来）变为另外一个不存在（过去）的时刻，就是现在。现在只是一个虚构，因为当下是无法被丈量的。我们永远无法抓住或丈量当下的这一刻，我们抓住的永远是过去。所以在这里我们得承认，现在、过去或者未来都是不存在的。所以，过去是已经消失的留下的印象。现在也不存在，因为这无法想象的当下一刻闪过我们的心识，在我们抓住它前，已然变为了过去，最终落入空无一物的无限的恶性循环之中。

通常，我们会忽视这一点，对头脑创造出的世界持有想象，并不断为之所愚弄。总之，时间和空间是心识另外的方面。

时间的概念会因心识发展的不同阶段而不同。动物具有它们的时间概念，与人类的截然不同。尽管动物和鸟类没有日历用来查明在入冬前什么时候迁徙，或者什么时候冬眠等，但它们本能地知道这些生存技能。动物和鸟类对时间的概念就是在大自然的推动下进行一个接一个的行动。动物在不同时节的自然行为，仅是受到本能心识的驱使。没有本能，对它们而言就没有时间或季节。

很多动物和鸟类的寿命比人类短很多，然而对于他们来说，这短短的生命，在它们感受起来和我们的一样长。假设

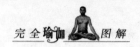

猴子的寿命是20年，这20年对猴子来说就像100年对我们来说一样。在猴子一生的20年中，可以进行所有自然的功能，从出生到死亡，而这需要人用100年来完成。对于猴子的心识，20年看起来如同100年，因为心识可以制造幻象，让100年变成15年，15年变成100年。即使在我们的日常生活中，这种现象也会出现，虽然我们并不怎么留意。

我们来看看，一位丈夫的情况，他在机场等待分离许久的妻子归来，假设飞机晚点一个小时，他的心识制造出的状况，是每一刻都像几个小时一样。同一位男子，在他亲爱的妻子到达后，他的心识开始以完全相反的方式运作了，因为他看到妻子非常开心，时间过得特别快，以至于几个小时过去了他可能都意识不到。

就在这个开心的时刻，他收到消息第二天就不得不为工作出远门，远离他妻子几个月。现在，在离开妻子前的时间，每一个小时会过得像一瞬间似的。

因此，当心识专注或处于快乐的情绪之中时，感觉时间过得特别快。但是，当因为担心或焦虑引起躁动或分心时，感觉时间过得就很慢。

再比如，在梦中，20年中一连串的活动在15分钟内出现，这15分钟时间相当于清醒状态下的20年。对于心识来说，在人醒来之前，15分钟的梦境就是实实在在的20年。因此，清醒状态的时间和梦境中的时间都只是相对的概念，都是心识创造的虚假的时间，不管是梦还是醒。

对于我们的心识来说动物的寿命非常短暂，同样的，生活在更高精神层界，更高等的存在，会认为我们100年的寿命只是他们的一天。

为了展示不同层界之间时间的不同，在圣典《薄伽梵谭》中有这样一个古老的故事：

从前，一位伟大的国王带着他女儿到造物主梵天的层界，为他女儿询问其好丈夫的名字。到达梵天的院子后，他等了片刻之后，说出了他的要求。梵天的回答让他震惊："啊，国王！当你回到地面，你将不再会见到任何你的子民、朋友或者亲戚，而且也不会看见你的城池和宫殿。尽管你到了这里才一会儿，这几刻对于世人来说相当于几千年。"（每个层界的时间的差异会在这章末尾时给出。）

"当你现在回到世间，将会是一个新的时代，你会看到神克里希那的兄弟，巴拉·拉玛，他会是你女儿合适的丈夫。所以，在几千年后，一位出生在不同时代的女孩将会嫁给巴拉·拉玛。"

在梵天的层界几分钟的旅行之后，国王回到世间，看到一个全新的世界，文明、人、文化和宗教，所有的都不同了。虽然他只离开了几分钟，世间却已经过了几千年了。

你可以认为这只是个故事，但是在这个故事里，古印度人解释了关于时间的伟大真相之一，而这真相与爱因斯坦博士的时间和空间的相对论非常接近。

爱因斯坦在狭义相对论里将时间解释为第四维度。在他的理论中，他抛弃绝对时间的概念，所谓稳定、恒常、必然、通用的时间之流从无尽的过去流向无穷的未来的概念。

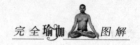

他阐明时间感是感知的一种形式，就像颜色感一样。我们所谓的一年，是地球环绕太阳前行的一种度量。但是对于水星居民来说，一年和一天是相同的，因为水星绕着太阳转一圈会用到我们的88天，而且在那期间只自转一次。现在我们意识到，当我们离开了太阳系，我们地球上关于时间的概念就是毫无意义的。根据爱因斯坦的相对论，没有独立于参考系之外的，固定时间间隔这回事，也没有独立于参照系之外的"现在"。

为了阐明时间和空间相对性的基本概念，爱因斯坦指出时钟和杆子未被怀疑的属性。即便是构造相同的两个钟，附着于移动系统的时钟，相对于没有附着于运动系统不动的时钟，会随着系统速度的增加而变慢。一把由木头、金属或任何材料做成的量尺，固定于任何运动系统后，在它的运动方向上会根据系统的速度而相应缩短。

这些时钟减慢或杆子收缩的奇怪变化与时钟的结构或杆子的材质没有任何关系，也不是什么机械现象。根据爱因斯坦的相对论，观察者如果同时将钟或杆子一起运动，注意不到这些变化，固定的观察者会发现系统速率越大，杆子收缩得越多，时钟移动得也越慢。

例如，一位固定的观察者，会看到以百分之九十光速在运动的码尺缩短了一半，如果码尺的速度继续增长到光速，它将缩短直至消失。附着于以光速运动系统的时钟，会完全停止。这里必须记住，时钟的变慢和杆子的缩短在汽车或飞机上是察觉不到的，因为这些变化只有在速度接近光速时才能被觉察。

应该注意的要点是，时钟的减慢和杆子的缩短完全关乎于两个系统的相对运动。比如一位观察者在高速移动的宇宙飞船上，他注意到另外一个正在远离他的宇宙飞船缩短了些，但是他看到他自己的宇宙飞船没有缩短。

速度会缩短长度，速度也会减慢时间。这种效果不限于像钟或表的机械小装置。如果一个人以极高的速度运动，甚至生物的、身体的、化学的和思考过程也会减缓到同样的程度。

我们看看接近光速飞行的宇宙飞船上，航天员们的时间概念与地球人的时间概念有什么不同。

假设从地球到达另一个恒星系统的一颗卫星，宇宙飞船需要以光速飞行10光年的距离，再飞行10光年返回地球。这样来回就是20光年。自然地，我们认为要准备20年的食物给太空的宇航员们。但是根据相对论，如果宇宙飞船可以接近光速飞行，准备20年食物的预备措施完全没有必要。接近光速运动时，宇宙飞船里任何事物都慢下来，包括宇航员和乘客的心跳、呼吸、消化和心理活动。地球上的20年对宇宙飞船上的人只是几个小时而已。这样，他们就不会需要20年的食物。

假设在1960年，一飞船离开地球去另外一个恒星系的遥远星球。这旅行要用20年去，20年回。宇宙飞船将于2000年完成旅行返回地球。其中一位宇航员在离开地球时是20岁。1960年，他离开20岁的妻子和1岁的孩子。当他从速度惊人的几小时的旅行回来时，如果没有考虑到相对论，他将会大吃一惊。到家时，他会发现他的妻儿亲友已经比他老了40岁。

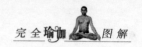

但是这位宇航员和其他所有飞船上的人，只是老了几小时。他离开时20岁，40年后回来，还是20岁。

看看那个带着女儿到创世者那里为女儿寻求丈夫的故事，和以上的相对论的描述，完全相似。国王在创世者的层界待了几分钟后，回到地球已经是新世纪和新文明，宇宙飞船乘客发现地球上的每个人都老了40岁，而他们自己只老了几小时。

国王的交通方式可能和宇宙飞船完全不一样，发达的心识可以不用借助物理的运输而移动。根据狭义相对论，光速是宇宙中速度的极限，无论施加什么力，没有任何事物可以比光移动得更快。按照这个说法，人类永远不要梦想到达最近的恒星，它都有几百光年远。我们仅百年的寿命阻止了这项冒险的可能。

然而古印度经典中描绘了人旅行到月亮（Chandra Mandala）、太阳（Soorya Mandala），到星星（Nakshatra Mandala）。古人知道不用借助所谓的现代机械设备而穿越星际的方法。他们的宇宙飞船就是心识。

我们通常认为心识只是用来思考的，人身体移动的极限速度是光速，但是在心识的帮助下，他可以旅行到物理宇宙的任何地方，也可以超越物理宇宙到更高的意气层界。心识不受速率限制，它可以瞬间到达一个遥远的恒星，因为时间和空间是心识的产物。

古印度人根据心识的意识运作划分时间，在一个更高的意识层面，地球时间的几千年只是几小时而已，因为在那里心识以不同的速率在运作。在矿物和植物的低等层界，心识运转得非常缓慢，使它们看起来好像处于永久的睡眠状态，没有任何时间的概念。

随着进化，人可以在更高的层面上使用其心识，超越肉体的限制。但是瑜伽申明只有当心识本身被超越时，才能最终脱离时间和空间的控制。因为心识本身导致了时间和空间，不管它处于物理层界或意气层界。

在最终阶段，当人意识到没有什么是外在的，一切都是内在的，那他将可以超越时间和空间。在瑜伽中，这个阶段被称为自我领悟；此时，认知者、认知的过程和知识三者没有区别，过去和未来融入现在——印度所说的永恒的"当下"。

只有在没有过去或未来，没有时间或空间时，真正的知识才有可能。

在印度的一部圣典《薄伽梵歌》中这样来描述时间的分割：最小的物质实体微粒（不能再被分割），尚未演化，且未与其他相似的粒子结合，因而永恒存在（于那致因态中），它应被称作原子（Paramanu）。

一个以上原子的整合在人的心识中制造出虚幻的单元的概念。全范围的物质实体作为非特定的无差别的整体，在它进一步变化，即回归终极本源（自然Prakriti）之前，构成了我们所知的最大尺寸。诸如土、金属、气体等物质实体的最小微粒引导我们假定最小的原子（Paramanu）的存在，而（多个原子）组合形成的物质则引导我们假定那最大尺寸；因而，类似的，我们可以推断时间亦是或长或短，作为神能力的一种，它则如同神一般，无处不在，未经分化。它是有

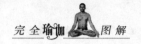

限物体的边界，因为它（以太阳的形式）在或大或小的维度上越过事物。掠过最小实体微粒的时间的度量叫作原子；长至宇宙整个寿命（从创造到消失）时，就是宇宙中的最长的时间度量。

两个paramanus（原子的细分）形成一个anu（原子）；三个anu构成一个trasarenu（由三个原子组成的物质）。这里anus和trasarenu这两个词，虽然主要是指物质实体的维度，也表示对太阳光经过上述维度所需时间的度量。穿过一个三个trasarenu的复合体的时间度量叫truti；一个vedha（印度对一段很短的时间的定义）由100个truti组成，三个vedha组成一个lava。三个lava（根据印度算法的时间的一段）的复合体的名字是nimesa（眨眼之间），而三个nimesa被叫作kshana（一会儿）。

人类的日和夜都由四个yama或者说四分之一组成，而十五个日和夜则组成两周。两个两周一起就是一个月，同时也是生活在我们的物理层界附近的先灵（Pitrs）的一天一夜。两个月一起就是一个季节（Ritu），而一个Ayana则为（根据太阳轨迹向南或向北）依次相应的向南或向北的。两个Ayana组成一年，此为天上的神的一天一夜。

先灵、神和人的完整寿命，圣典里都称为相应层界的一百年。

现在来解释其他更高的开悟的存在的寿命。他们生活在先灵、神和人的三大层界之外，并且因为心识发展程度的不同，他们对时间的概念也不同。

为了理解更高的开悟的存在的时间观念，他们将时间分成四个时代（Yuga）。这四个时代是：1. 黄金时代（Satya Yuga）；2. 白银时代（Treta Yuga）；3. 青铜时代（Dwapara Yuga）；4. 黑铁时代（Kali Yuga）。根据计算，我们现在生活在黑铁时代，它由1200个天年或432000个人类年组成。黑铁时代在所有的时代中是最短的。

黄金时代由4800个天年或1728000个人类年组成，白银时代有3600个天年或1296000个人类年，青铜时代有2400个天年或864000个人类年。

超越这三个层界，远至宇宙创造者梵天所在，这四个时代的一千次运转（4320000×1000人类年）构成一个白天，晚上也是相同长度。在造物主梵天的晚上，他将这三个层界收回到他自己内在。这就是回溯，演化或者说创造的相反的过程。在梵天的夜晚结束时，再一次创造的循环开始。这三大层界的创造（如此前的Kalpa或时代一样）在梵天的白天开始和继续。这就是梵天日复一日的创造，它只影响这三大层界，在其中低于人类的生物、人类、先灵以及神们会根据自己的业力（Karma）出生。即使造物主梵天，三神之一，也只有一百年的活动时间，最终在梵天百年生命之后，他自己与其所创造出的世界会融回那至上的存在。前述之梵天的百年时间，被称为两个parardhas，相当于（4320000×1000+4320000×1000）（365×100）人类年，形象的来说就只是那不变、不朽、无始的上主——宇宙灵魂的一眨眼的时间。这全能时间，范围小至最小的度量paramanu，大至梵天的两个parardhas，都对包容一切的神毫无控制。它只主宰那些认同于身体及其相关的一切的人。这

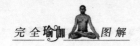

样，那至上的存在以时间之名控制、创造、消解一切，而只要认同于身体和心识就对时间毫无控制。

这里的古老经典关于时间的描述，是为了阐述造物中的一切，都被时间和空间束缚着，无论是人还是天使。

总结一下，我们所有的知识都是基于心识的，心识根据时间和空间的概念来思考，有限的知识都受时间和空间的影响。瑜伽哲学申明，存在一个永恒的状态，在其中没有生老病死，没有疼痛忧伤，没有日夜，也没有任何距离。这样的状态可以这样达到，就着内在真我冥想，并认识到真我无处不在、无所不在："我是太阳和星星，我是时间和空间，我是他。"这就是时空的终结。当我无处不在的时候，我还能去到哪里？当没有过去和未来，我是永恒存在的时候，那么哪来的时间呢？

第十章

绝对和自然的演化

"那无限，那绝对，是如何变成了这有限世界的？"这是个最难理解，又会被反复问到的问题，而且总是没有答案。

那唯一的绝对经过时间、空间和因果转化为这宇宙。时间、空间和因果如同染了色的玻璃一般，绝对是透过这玻璃被看到的，它显现为这宇宙。这绝对的终极真相即为真我或者说纯粹意识，心识与物质由此产生。真我（Atman）是唯一的，心识和身体是它的载体。存在于人内在的阿特曼，同样存在于世界万物之中。当它变为具象的崇拜对象时，就是神。

真我的本质是整体性的，不可分割的。心识与物质是这整体之中的一部分，显现出不同的程度和特性。真我是无限、无形、不动、不变的，是心识的见证者。它的能量（Sakthi），表现为心识和物质的形式，是有限、有形、活动且不断变化的。

心识和物质都被视为无意识的，因为都不是有觉知的真我的，皆为无意识的客体。但根据印度吠檀多哲学，无意识的东西并不存在，相反的，一切本质上都是意识。那些有觉

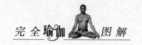

知的真我的客体，被称为无意识的心识和物质。物质不过是心识更为粗显的部分。换句话说，心识和物质就像是一个硬币的正反两面。心识也被称为意识的遮盖力。心识或者说头脑限制了意识或者说真我，所以人只能体验到那有限的，而不是那完整无限的绝对真理。没有心识，就没有限制。

真我或意识，一方面是保持不变的；但另一方面，作为活跃的能量（Sakthi），又是变化的，表现为心识和物质。所以，人是被身心遮盖包裹的真我，纯粹意识或者说绝对真理。"人类是在扮演傻瓜的上帝。"（艾默生）

整个世界都衍生于那绝对的活跃意识。因为玛雅·萨克谛（Maya Sakthi）或者遮盖力，人才会相信有超越且独立于自身之外的客观存在。只要人的意识被玛雅·萨克谛遮盖或约束，这种主客观感就会存在。

就是说，玛雅·萨克谛或者遮盖力把完整绝对变成了不完整，把无限变成了有限，把无形变成了有形。它是那消减、遮盖、否定绝对真理的力量。

在绝对之中，没有时间、空间和因果。它是一体的，因此不能被认知，因为我们所说的知识来自于被时空限制的心识。当知识超越了时间和空间的限制，就不再是知识了。如果那绝对受到心识的限制，就不再是绝对了，因为任何受到心识限制的东西都变成有限的了。因此，去知晓那唯一或那绝对在说法上就是矛盾的。这就是为什么"无限是怎样变成有限的"这个问题永远无解。被知道的神将不再是神，因此，神永远是那未知的唯一，且无法解释。

只有在所有不同消失的时候，那绝对或者说真我的终极根本体验才有可能；因为在其中，体验者、体验和所体验的，或者说认知者、认知和所知的是作为未分化的整体存在的。当我们不能区分认知者与认知过程及认知的对象，那么认知过程在哪里？认识什么呢？这又一次证明了那绝对是不能被认知的。

根据吠檀多哲学，知识有两种类型：(1) 意识的完美体验（Gyana Swaroopa）；(2) 关于客体的知识，或因与心识的关联带来的这世界普通的不完美体验（Gyana Vritti）。

商羯罗关于那绝对与这有限世界之间关系的解释被称作Vivarta Vada或者说叠加，通过绳与蛇的故事来阐述。在黑暗中，一个人错把绳当作蛇。当出现光亮时，因缺少光产生的蛇的假象就消失了，绳子就显示出它真实的属性。同样的，世界也只是叠加于梵或那绝对真理之上。因为无明，人认为的这有限世界的存在就像黑暗中的蛇一样。当合一的知识来临时，世界就会消失，再次只有那绝对存在。

无明（Avidya）的遮盖脱落，吉瓦（Jiva）或者说灵魂将等同于梵或那绝对，作为体验对象的客观世界也会消失。

从那绝对到有限世界的演化：

1. 超然的混合的"我"与"这"，其中知识的元素还没有转化。这是合一。"我"代表意识或真我，"这"代表客观宇宙。在这种状态中，"我"和"这"并未分离，因此客观宇宙尚未演化。在这种状态中，作为真我的"我"和作为宇宙的"这"像牛奶与水一样融合，无法区分。

"我"和"这"是合一的。

2. 处于第1个和第3个状态之间的知识的纯粹形态。在

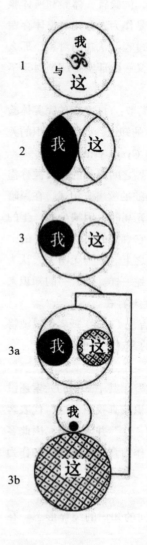

此，"我"与"这"都将作为"真我"的部分被体验到。

"我"和"这"作为真我的部分。

3. 在第3个也是最后一个的认知阶段，"我"与"这"完全分离。在这个阶段上，外在的客体被呈现给认知者的意识，它不同于主体。最后这个阶段，有两个部分：

a. 在第一个中，自我体验到均一的宇宙，尽管宇宙作为自然与他自身不同。这个演化阶段就好像将牛奶变成酸奶一般。

"我"与"这"完全分离。"我"为认知者，"这"为客体。

b. 在最终阶段的第二部分，作为均一的宇宙的自然被分裂成不同的部分（Vikriti），即心识和物质及其组成的宇宙中的众多存在。在这个阶段，那绝对于"我"来说变成了客观宇宙。那绝对存在，被其自身的能量（Sakthi）遮盖，变成了宇宙。这里，那唯一的绝对变成了作为自我的"我"，而"这"变成了有限世界，"我"与"这"就像脱脂乳和黄油。

在神学中，纯粹意识"我"是湿婆（Siva），其活跃能量"这"是萨克谛（Sakthi）。萨克谛是神圣的能量，宇宙万物之母，生命力，驻于人体脊柱底端的海底轮（Muladhara Shakra）之内。

由五大元素（土、水、火、风、空）组成的整个世界都来从于萨克谛的活跃能量。萨克谛最先演化出心识和感官，然后是物质的五大元素。

自然的演化

萨克谛，作为自然，是未显化的宇宙，就如同一颗种子内包含着整棵树一般。它有三个性向，即：Satwa悦性、纯净和知识；Rajas激性、活动和运动；和Tamas惰性、不动和怠惰。整个世界都由这三大性向，自然属性混合而成。在自然——萨克谛尚未演化为世界之前，这三大性向处于均衡的状态，互不影响。这是未显化的宇宙状态。

自然——萨克谛是物质，但并非科学上所谓的可见的物质，它是一切事物存在的精微物质，它呈现为可见的宇宙。维克利提（Vikriti），可分为平行的两组：心识和物质。心识为萨克谛以力的形式的显现，这力则又变为物质或物质的五大元素。科学家也得出了同样的结论，一切皆为能量的。物质湮灭时会产生最强大的能源。

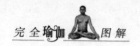

心识，作为思想之力是一股活动的力量，而作为物质则是一股持续稳定的力量。物质是自然更精微的力量的实在粗显的形式。自然（能量未显现的力）变为维克利弟（Vikrit，显现的力），成为心识、感官和物质。三个身体（肉身、意气身、因果身）是由自然进化而来，如同灵魂或者说纯粹意识的庙宇。因果身（Karana Sharira）为种子身，意气身和肉身从中演化而来，意气身是心识和感官之身，紧随其后是由物质的五大元素构成的肉身。

昆达里尼萨克谛和脉轮的进化

由自然的萨克谛演化出了由五大元素形成的整个宇宙。在个体之中，自然的萨克谛表现为昆达里尼，或称为灵蛇之力。昆达里尼也通过心识和脉轮（意气身中的神经中枢，同五大元素相对应）来呈现。意识来到这享乐世界，被束缚，从而变为尘世中不纯净的体验，在此客体和主体是完全不同的。无限的意识依然超然地保持着其真实本性，但是变为了昆达里尼萨克谛，缩减到这样的程度，形成了我们在物质层面的体验。这个过程可以用倒三角来表达。

三角形的三个顶点代表了所呈现的三种能量：意志（Icha Sakthi）、知识（Gyana Sakthi）和行动（Kriya Sakthi）。

在这三者（意志、知识、行动）连接的时候，能量就会自然显现出来。它就像一个三角形。这能量被称为Tripura即三重能量。在这三角形或三重能量当中，昆达里尼呈现为盘成一团的灵蛇的形状。就像原子中电子围绕静止的原子核运动一般，人体内围绕着静止的昆达里尼呈现出活跃的普拉那和心识。

人，在生理上和精神上，都是昆达里尼的三重能量有限制的呈现。

这里，意志、行动和知识的三个点如同围绕着昆达里尼（盘着的灵蛇之力，或静止的力量）旋转的三个电子。事实上，昆达里尼是所有运作的不动的支持，而整个身体围绕着它不停运动。

湿婆总是与其能量合一。他通过其在各种名与相中的能量显现自身。萨克谛首先演化为心识，从心识演化出五大元素（Bhutas）。

在发展的第二阶段，萨克谛变为原初的元素、空元素，从中衍生出较粗的物质的精微物质。现在，昆达里尼的表现力变为五大元素，由不同元素对应的脉轮代表。

从萨克谛的精微的空元素（Akasa）中，生出风元素（Vayu）-空气、气体；由风元素生出火和水（液体）；从液体中，生出固体（土元素）。当萨克谛进入最后的最粗显的元素"土元素"，即固体物质之后，她就没什么要做了。萨克谛的创造活动就停止了，能量安驻于土元素对应的最后的脉轮之中。这里，萨克谛能量，盘为一团，停下其创造的

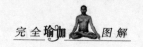

活动来休息，驻于土元素代表的海底轮。该脉轮和其他的脉轮属于五大元素，即土、水、火、风、空，而最后一个眉心轮，代表着心识。

当昆达里尼萨克谛沉睡时或者仅在较低的脉轮活动时，人类只能获得有限的体验。当她觉醒并上升时，会将其创造的移动能量收回，与纯粹意识（湿婆）在顶轮（脑中千枚莲花）结合。昆达里尼萨克谛上升及其最终与意识（湿婆）结合的过程就叫作昆达里尼瑜伽。这是与心识和五大元素的演化相反的过程。在她创造性方面，昆达里尼萨克谛也变成了感官和生命之气（Prana）。

气脉及灵性能量的六大中心

为了获得宇宙意识，瑜伽士唤醒沉睡在脊柱底端的海底轮的昆达里尼萨克谛，然后通过瑜伽呼吸法和冥想，慢慢地将其沿着中脉（气脉）中的不同中心（脉轮）带回。

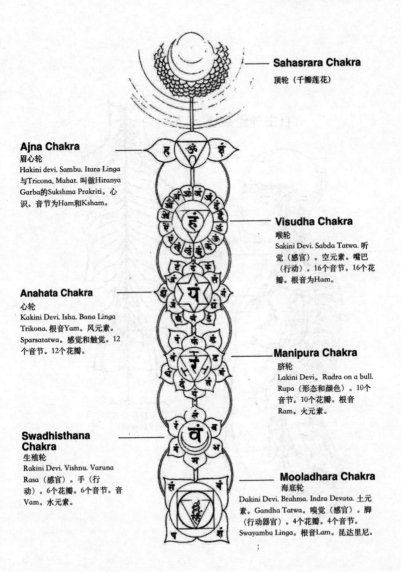

Sahasrara Chakra

顶轮（千瓣莲花）

Ajna Chakra

眉心轮

Hakini devi. Sambu. Itara Linga
与Tricona, Mahat。叫做Hiranya
Garba的Sukshma Prakriti。心
识。音节为Ham和Ksham。

Visudha Chakra

喉轮

Sakini Devi. Sabda Tatwa. 听
觉（感官）。空元素。嘴巴
（行动）。16个音节。16个花
瓣。根音为Ham。

Anahata Chakra

心轮

Kakini Devi. Isha. Bana Linga
Trikona. 根音Yam。风元素。
Sparsatatwa. 感觉和触觉。12
个音节。12个花瓣。

Manipura Chakra

脐轮

Lakini Devi。Rudra on a bull.
Rupa（形态和颜色）。10个
音节。10个花瓣。根音
Ram。火元素。

Swadhisthana Chakra

生殖轮

Rakini Devi. Vishnu. Varuna
Rasa（感官）。手（行
动）。6个花瓣。6个音节。音
Vam。水元素。

Mooladhara Chakra

海底轮

Dakini Devi. Brahma. Indra Devata. 土元
素。Gandha Tatwa。嗅觉（感官）。脚
（行动器官）。4个花瓣。4个音节。
Swayambu Linga。根音Lam。昆达里尼。

263

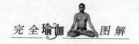

自主神经系统

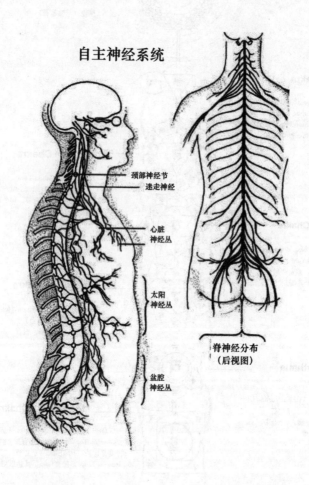

颈部神经节
迷走神经

心脏
神经丛

太阳
神经丛

盆腔
神经丛

脊神经分布
（后视图）

264

肉身的各部分都与其在意气身中对应的部分相关联。器官即使被切除了，其对应的意气身的部分依然在。当一个脚趾或手被截肢时，意气身中脚趾或手还在。比如，一位年轻人大脚趾有慢性疾病，痛了好几年，最终大脚趾被截去。即使大脚趾截除后，病人仍然在同一个区域有剧痛。虽然心理医生可能解释说大脚趾的疼痛是心理上的，但瑜伽的理论是，意气身中相应部分的疼痛是不会因为肉身中的大脚趾的去除而消失的。肉身和意气身紧密相连，相互依存于物质层面中。

所有六个神经中枢即脉轮和中脉都在意气身之中。肉眼看不到它们，除了在冥想的时候。在肉身中，这些脉轮和中脉对应为神经丛和脊髓。

在中脉的两侧，有左脉（Ida）和右脉（Pingala）这两条气脉，其中流经两股神经电流。左右脉是同身体中的左右交感神经束对应的气脉。通过左右脉，Prana生命之气流动。当生命之气流经左右脉的时候，人们会忙于从事各种各样的世俗活动。和身体中的脊髓相对应的中脉，是瑜伽士想要的主要气脉，因为只要左右脉一活动，就会被时间、空间和因果束缚。只有中脉运作了，人才能超过心识和时间的限制。瑜伽士在他所处的层面尽量让生命之气流入中脉。中脉是所有气脉中最重要的。根据瑜伽的理论，人有七万二千条气脉，其中有十条主要气脉运送生命能量。这10条主要的气脉为：左脉（Ida）、右脉（Pingala）、中脉（Sushumna）、康达利（Gandhari）、哈斯达吉伐（Hasthajihva）、普萨（Pusa）、瑜萨斯维尼（Yusasvini）、阿拉姆布萨（Alambusa）、克呼

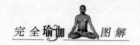

（Kuhuh）、桑切尼（Sankini）。瑜伽士应该对气脉和脉轮作彻底了解。

所有气脉中最重要的是中脉，也被称为梵天脉，即通向至上存在之路。中脉内部还有两层。外部的是中脉，第二层是金刚脉Vajrini，第三层是叱特里尼脉Chitrini。这三层气脉皆中空，觉醒的昆达里尼经由此回归至她永恒的驻所，至高的湿婆神或者说至上意识所在。在冥想和瑜伽呼吸法中，瑜伽士能感觉到生命能量的活动以及觉醒的昆达里尼在中脉中的活动。当盘着的昆达里尼通过中脉上升，从一个脉轮到另一个脉轮，瑜伽士会体验到不同的知识、力量和欢悦。但是，大多数人的中脉底端都是关闭的，因而，大部分人的心识只能在意识的较低层面（物质层面）运作。

瑜伽的体位法、呼吸法、身印和冥想的练习，会产生热和能量。这聚焦的能量被引向昆达里尼。经过长时间地练习呼吸法和冥想，中脉得以净化，觉醒的昆达里尼则可以轻松地顺着中脉的通道上升，到达大脑的顶轮（千瓣莲花）。

觉醒的昆达里尼若被带到脐轮，即位于脐部的第三个神经丛，还有可能会退回到海底轮（脊柱底端的中心）。它必须再一次通过努力上升。只有像拉玛·克里希那、帕拉宏撒·尤迦南达、奥罗宾多和斯瓦米·悉瓦南达这样的高阶瑜伽士才能将昆达里尼带到最高位的脉轮，即处于眉间的眉心轮，及其之上的脑内的中心，并长时间地使之停留于此。只有少数的瑜伽士能唤醒昆达里尼，按照自己的意愿使之升到心轮，并短期停留。一些经常谈论昆达里尼的瑜伽学生只是无意中发现这能量，他们既不知道怎样随意地将她带到更高的脉轮中心，也不知怎样使之停留在那。现今我们可以看到很多这样人，他们无意中发现这能量之后，就摆出老师架势，声称什么都知道。

据说一个人在试图唤醒昆达里尼之前，应做到完全的无欲无求无执。不然的话，觉醒的能量将难以控制，给全身带来令人恐惧的痛苦和发热。没有医生能够诊断或解除这种痛苦，因为没有任何外在症状。只有通过虔诚、无私服务、瑜伽呼吸法和冥想净化心识之后，觉醒的昆达里尼才会上升，并带来不同的体验、力量和喜乐。

脉轮冥想

脉轮是意气身中的灵性能量中心，在肉身上它们有对应中心，即神经丛。重要的脉轮有六个，分别是：海底轮（四个花瓣）在脊柱底部；生殖轮（六个花瓣），在生殖器官的位置；脐轮（十个花瓣）在肚脐位置；心轮（十二个花瓣）在心口处；喉轮（十六个花瓣）在喉部；眉心轮（两个花瓣）在眉心。第七个脉轮是顶轮（一千个花瓣）位于大脑。

在肉身中，骶神经丛大致对应于海底轮；前列腺丛对应于生殖轮；太阳神经丛对应于脐轮；心脏神经丛对应于心轮；喉神经丛对应于喉轮；海绵神经丛对应于眉心轮。

瑜伽士在练习呼吸法时就五个脉轮冥想。

海底轮（Muladhara Chakra）的冥想：位于脊柱底部的脉轮代表着土元素，是黄色的。lam为其秘密的标准或者根音。它的形状是四面的（四个花瓣），造物主梵天为它的驻神。在该脉轮显现的萨克谛或能量为是Dakini女神。四个花瓣由四

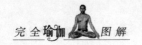

个音代表：sam、sham、sam和vam。此脉轮的中心为一个三角形或三重能量，在其中昆达里尼萨克谛如闪电一般闪亮。就着该脉轮冥想会带来身体的稳定。

生殖轮(Swadhisthana Chakra)冥想：该脉轮位于生殖器官的位置，由水元素代表，色白如海螺壳。形状圆如月亮。vam为此美妙元素的根音，毗湿奴是它的驻神。它有六个花瓣，分别由bam、bham、nam、yam、ram、lam代表，显现的能量为Lakini女神（瑜伽士就着该脉轮中明亮的新月冥想）。

脐轮（Manipura Chakra）冥想：该脉轮在肚脐处，代表元素为火元素。其颜色为红色。形状为三角形，根音是ram，驻神是Rudra。它有十个花瓣，由da、nda、na、ta、tha、de、dhe、ne、pa、pha代表，显现的能量是Lakini女神。

心轮（Anahata Chakra）冥想：该脉轮在心脏区域，代表元素为风元素。yam是其根音，驻神是Isa，能量为Kakini女神。它的形状是十二瓣莲花，由ka、kha、ga、gha、ge、cha、chha、ja、jha、je、ta和tha代表。它是烟色的，在它的中心是两个三角形，一个向上，一个向下。

喉轮（Vishudha Chakra）冥想：喉轮由第一个元素——空元素代表的。它的颜色为纯净的海水的颜色；ham是它的根音，驻神为Sada Siva，它的能量是Sakini女神。它有16个花瓣，由十六个元音代表：a、aa、e、ee、u、uu、ri、ree、lre、lree、ye、yai、o、ow、am、ah。

眉心轮（Ajna Chakra）冥想：该脉轮位于双眉之间。这是最高的脉轮，由心识代表。它是瑜伽士通常专注冥想的位置，以能够尽快成功地控制不同的神经中心。该脉轮是最有力量的神经中心，瑜伽士就该脉轮冥想可以获得美妙的灵性体验。虽然尚未能在实验室中证明眉心轮冥想的益处，但是练习者可以自己看到在不断就该脉轮冥想之后，在灵性力量、知识、意志力方面不同寻常的提升。

该脉轮驻着一切事物的原初能量——Sukshma Prakriti。它有两个花瓣，ham和ksham；它的能量为Hakini女神；它的颜色是雪白色。在其中心有一个三角形，或者三重能量；在里面是瑜伽士冥想的神圣音节，AUM。通过眉心轮可获得更高的声音或直觉知识。这是心识坐在，也是Atman或者灵魂以OM形式所驻之处。在死亡的那一刻，瑜伽士在进入至高的原初的存在时，有意识将生命能量保持于此。

随着进一步冥想，昆达里尼会超越眉心轮到达位于大脑的千瓣莲花（顶轮，Sahasrara Chakra）。当昆达里尼和意识（Siva）在这个中心汇合，瑜伽士则被认为是达到完全的完满。

这些脉轮是意识的中心，与对应的神经丛区域相连。脉轮冥想，会影响到这些区域。

不同脉轮的各种声音和字母是昆达里尼的声音能量。当用人类发出这些声音能量时，是以字母的形式，字母的组合就有了散文和诗歌。这样，说出来的话语就成了昆达里尼萨克谛的声音能量的显现。每个显现的字母就是一个曼陀罗，而每一个曼陀罗都是驻神之体。就像妈妈通过指出一个词语指示的物品，来教孩子词语的意思一样，瑜伽学生也是通过发出特定的曼陀罗来学习神或女神的曼陀罗。但是这里瑜伽学生不会立刻看到脉轮的驻神。

瑜伽学生被开启来唱诵曼陀罗，以针对所唱诵曼陀罗中

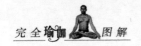

蕴涵的神的品质进行冥想。

在瑜伽呼吸法和曼陀罗唱诵的帮助下，沉睡的昆达里尼能量被唤醒，上升到下一个更高的脉轮中心——生殖轮。从此向上，瑜伽学生需要巨大的努力将能量提到更高的脉轮中心，依次为脐轮、心轮、喉轮、眉心轮。只有当能量有意识地到达双眉之间的眉心轮时，才可以说练习者成功控制了明亮如闪电的昆达里尼能量。要到达这个境界，个人不得不努力好多年，并遵照老师教的方法和思想。而今日，随处可见假冒的瑜伽老师在公共平台上声明，如果学生能支付一大笔钱，他们可以用其瑜伽能量来唤醒学生的昆达里尼能量。

反复对瑜伽学生提出警告，昆达里尼绝不可能被这样的老师唤醒，唯有通过长期稳固的练习冥想、唱诵和呼吸才能被唤醒。真正的老师从不期待从学生那里获得什么，而是等待合适时机，也许是很多年，才将全部传授给学生。

从脊柱底端的神经中心到前额的眉心轮是昆达里尼上行通道的第一部分，第二部分从眉心轮到位于大脑的顶轮（千瓣莲花）。现在，被一路带到顶轮的昆达里尼与湿婆即意识相融合，这就叫作合一或瑜伽。这就是旅行的终点，或者说心识和物质演化的逆过程。

尽管昆达里尼已经到达顶轮，它不会在那里停留很久。它总是有退回的倾向性，总是时不时地会回到它原初的驻所——海底轮。只有通过长久持续的练习，能量才能永久地合一，追求者成为解脱的灵魂（Sthitha Pragnjia）。他不再受限于时间、空间或因果，所有一切皆是愉悦和永恒的喜乐本身。他融入喜乐的海洋，成为所有知识和能量的拥有者。

第十一章

真我即为存在、知识和喜乐

"对于领悟了真我的人，在这世上还有什么可求？这世上一切的珍宝，所有的魅力和美丽，都再也无法吸引他。真我是何等的幸福！多高的喜悦！海洋般的喜乐！无法描摹！那无限的喜悦、那至上的喜乐，那无限的幸福，就是你，就是你的真我，就是你的阿特曼。"——奥义书中如此申明。

阿特曼被称为灵魂、精神或者真我，等同于那无所不在的绝对的梵。"那非飘非实，非长非短，未生，不变、无形、无性、无名无分的，就是阿特曼或者说真我。"（商羯罗《真我知识》，Atma Bodha）。在《真我知识》中，伟大的商羯罗宣称："真我的知识是唯一的通向解脱的直接道路。就像烹煮离不开火一样，灵魂的解脱也离不开对真我的认知。就像光能驱除最浓密的黑暗，真我的知识可以去除无明（我是我的身体）。"

对于觉悟到真我的人来说，充满世俗情感的感官世界实在就像一场梦。

就像贝壳中有银子的幻象一样，在领悟了至上的真我、万物背后不变的真实之前，世界看上去就是真实的。

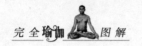

真我在哪里？其本质是什么？怎样才能领悟它？

就像水晶球反射出蓝色一样，纯净的真我透过不同的身体反射出来的时候，显得好像带着这些身体相应的特质。先知们通过"推理"的打谷过程，将把内在纯粹真我像谷物一样从身体的外壳中分出来。

真我是超越肉身的——这体验苦与乐的场所的。

身体由五大元素构成，是过去行动的结果带来的。真我也是超越由生命能量、头脑和感官构成的意气身的。意气身是真我的第二个载体。此外，真我也是超越因果身的。因果身源于那没有开始、无法定义的幻象，而错把身体当灵魂。因果身或者说种子身导致意气身和肉身的产生，但它也只是真我的第三个载体。

尽管真我在任何时间都存在于所有事物之中，但只会在意识之中闪亮，并不能在一切事物中闪现。这就好像只有光滑的表面才能照出映像一样。因此，当看不到意识或真我的显现的时候，我们称其为无意识的状态，尽管所有的显现都与无意识的因素——心识和身体相关。

我们在现象世界看到的任何东西，都是意识和无意识状态的混合。因此，没有什么是绝对的有意识或绝对的无意识。某些东西显得有意识一些，而某些东西显得更无意识一些，只不过因为真我以不同方式、不同程度反射而已。不管是在矿物之中，还是在人的内在，真我都是无所不在的。但是反射的程度，取决于身体和心识的性质和发展程度。真我闪耀自身的光芒，无须借助任何外在的辅助。这就像太阳照耀万物，但是只有光滑的表面才能反射阳光。类似的，只有从矿物上升到人的时候，真我的显现或反射才变得可见。在矿物界中，真我呈现为意识的最低形式，可以叫作原子记忆。尽管植物生命仍属于有限意识的范畴，但植物界的知觉程度比矿物界更明显。然后就是介于植物界和动物界之间的发展阶段，被称为微生物界，与植物有着不一样的精神生命。

自此开始，意识的发展变得更加复杂。当上升到动物界时，意识的发展表现出不同的程度；到人类世界时，意识的发展达到了最完全的程度。人具备所有的精神功能，比如认知、知觉、感受和意志。

在意识发展的这所有形态的背后，存在着某种无形、不变的、不同于其呈现（不管是矿物或是人）的东西。那就是在所有的发展阶段都保持不变的真我或者说灵魂。尽管看起来像是真我从最低等形式感知发展起来，但真我本身并没有发展或变化。发展的表象只是因为真我通过灵魂的庙宇——身体和心识呈现出来得多与少。当呈现少的时候，表示真我是透过密实的矿物质反射出来的，而呈现多的时候，表示真我是由更为发展的存在的心识所反射的。然而，尽管人的意识似乎得到了充分发展，但它仍然是有限的，这种限制会持续存在，只要人继续认同于其身体和心识。当真我认同于身体时，就被称为个体意识，这只是纯粹真我的一种折射。

当人领悟到其内在，唯有真我能够照亮意识（头脑和感官），就像光能照亮物体一样，而真我是不能被这些可以被照亮的物体照亮，并且真我等同于那绝对（我是那-Soham），此时，也唯有此时，人才能够从所有的限制中解脱出来。

这叫作直接领悟，或自我领悟。它使灵魂（真我）从心

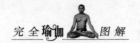

识、时间和空间的束缚中解放出来。

那么，用什么方法、怎样才能真正领悟或认识真我呢？

如同没有光就无法认知事物一样，想要真我的知识浮现，除了探究以下问题别无他法："我是谁？""宇宙是怎样出现的？""其起因是什么？"开始，这种自我参问关乎观察者和被观察对象的关系，或者说主体和客体的关系。"我"所代表的是那永远不变和超然的。而那粗浅的客观世界则会经历多样性。由于无明，人往往认为"我是这身体""我是某某先生"。但在自我参问的过程中，他将直面这样的真相，"我"确为感知者，而身体则是被感知的。"这身体是我的""这件衣服是我的"这样的表达中就非常明显表明了这真相。这件衣服是我的，但我并不是这件衣服，同样的，这身体是我的，而我并不是这身体。那么，身体怎么会是我呢？真我的本质是知识和纯净，而身体由血肉组成，是不纯粹的。然而人们认为两者相同，这就是无明。

在醒着的状态下，梦变得不真实，醒着的状态也不会存在于梦中。梦和清醒都不存在于深睡眠之中，而深睡眠也不可能出现在梦和清醒状态之中。每一种状态从其他状态的角度来看都是不真实的。因此，醒着、做梦和深睡眠这三种状态全都是不真实的。那究竟什么是真实？真实就是"我"，真我，那纯粹意识，是上述三种状态的见证者。

就像知道了壶是黏土做的，就不会再把壶看作是分开的存在。认知了那绝对，也就不会看到个体自我的状况。壶只不过是黏土的一种名目，耳环不过是金子的一种名目，个体也同样是那至上的一种表现。水呈现为波浪和潮汐，铜呈现为罐子，同样的，真我呈现为这宇宙。因为那至上的梵（神），人所有非凡的生命才有了可能。因为黏土，壶才有了可能一样。由于无明，人们不知道这一点。

就像黏土以壶的名目呈现，线以布的名目呈现，同样的，那至上的梵以这世界上各种各样的形式和存在的名目呈现。就像对于正确的视力绳子就是绳子，而对于有问题的视力则绳子看起来像蛇一样；对于智慧之人，真我总是无条件地闪耀，而对于无明之人，真我的呈现总是受限制的。

——商羯罗的《我之觉知》（Aparokshanubhuthi）

因此，自我参问能带来真我的知识："我确实为梵，那绝对"，无差异，无变化，具有真实、知识和喜乐的本性。我不是心识，也不是感官，因为心识和感官是真我的工具。我能够控制心识和感官，因此它们是真我的工具而不是"我"。当"我"说："我的心识和感官不工作"，就像说"我的车不工作了"一样。如同车是"我的工具"一样，心识和感官也是"我的工具"，并且"我"不是我的心识和感官。因此，真我是身体、心识和感官的见证者。由于真我的闪耀，心识和感官反射这光芒而呈现为意识。

此哲学的主要宗旨总结如下：现象世界因无明而产生，因此是不真实的。就像在微光下绳子被错看成蛇一样，至上的真我被误当作不真实的世界。事实上，真我的束缚和解脱都是幻觉，因为灵魂从未受到束缚。灵魂的受限是幻觉，从相对的角度来讲，我们所说的灵魂的解脱就自我认知或者自我领悟。

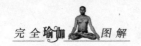
　　伟大的商羯罗强调，这样的知识并非只是通过书本或讲座中能学到的理论，而是要直接领悟或体验的。不仅如此，这种关于真我的知识，Aham Brahmasmi——我是梵，仅凭推理无法实现。学生唯有通过服务和虔诚，净化其心识，从其灵性导师的口中直接听到这真理时，才能获得这种知识。再次强调，对每一个学生而言，要达到这样的自我开启和领悟，纯净的心识是先决条件。

　　此时，也唯有此时，弟子才能瞬间领悟到，"我是梵，那绝对"，看到个体真我在任何时候、任何情况下，都与至上的真我，与那绝对是同一的。

　　综上所述，看起来似乎否认了个性化的神。必须牢记的是，如果没有神和老师的恩典，就无法达到灵性的完美和解脱。这唯有通过奉献、祈祷、冥想和对全人类的无私服务而得到。

　　"但是，对于那些心念完全成熟的人，上述的瑜伽本身就可以产生完美。对于所有的对老师和神怀有信念的人，都可以容易地、快速地获得。"从上述引用的商羯罗的几句话可以非常清楚地看出，获得完美既需要老师也需要对神的虔诚。

作为萨起特阿南达（Sat-Chit-Ananda）的真我

　　我们每个人，不管是伟大或渺小，圣人或罪人，富有或贫穷，国王或乞丐，都极力追求幸福而不是痛苦。我们想要快乐而不是悲伤。为什么我们不应当快乐呢？喜悦是人的本能欲望。那人追求多大程度的快乐呢？答案是百分之百。怎样才能得到百分之百的快乐呢？让我们来看一下拥有了想要的一切的人，银行里有上百万的存款，他满足吗？如果他有了一百万，就会希望有两百万。欲望一旦被满足，他就会想把两百万变成四百万，永无止境。有没有一个限度能让他完全满足呢？为什么要这些财产和金钱？简单的答案是为了享受。但他能够通过增加欲望来得到他所追求的欢乐吗？对于怎样获得百分之百幸福还是没有答案。

　　这种对快乐的寻求是无止境的，因为人只是在徒劳地向往寻找失去了的东西。如果他继续在感官的世界里寻找，是永远都不可能找到的。那失去的东西，就是真我或灵魂的喜悦。

　　一位老妇人在卧室里丢了一根金的缝衣针。尽管针是在卧室里丢的，但她却在房子外面的园子里到处找。不仅自己找，还叫她的邻居们帮她一起找。当她的朋友问她，为什么在花园里而不在卧室里找时，她回答得很简单："因为我的卧室里没有灯。我是在有亮光的地方找针。"同样的，人在感官世界中寻求那失去的灵魂之乐。这便是人不满足的原因，因为他无法找到那灵魂的内在喜悦。今天、明天或者下一世，我们每一个人终会停止向外寻找快乐，而向内转向真我或灵魂。

　　纯粹的真我就是喜乐本身，因而人生来就有想要快乐的欲望。在梵文中，真我的喜乐面叫作阿南达（Ananda），知识面叫作起特（Chit），存在的方面叫作萨（Sat）。因此，真我又叫萨起特阿南达（存在、知识和喜乐）。真我的这三重本性也表达为个体的三种欲望：①存在欲，②求知欲，③快乐欲。

　　现在问题来了。如果快乐是真我的本性，那么人为什么会觉得痛苦？

　　痛苦的两个根源，是在身体中"我"和"我的"这种感受。即使学识渊博的人，由于错将短暂的身体当作真我，也会因疾病或者攻击而痛苦，在失去妻儿或财富时遭受极大的悲伤，失去敌人就不会如此，因为对敌人没有"我"和"我的"的感受。当真我的喜乐被遮盖时，我们把对身体及外物的吸引叫作爱，这只不过是幸福扭曲后的呈现，痛苦并不是灵魂的本性。

若是问：为什么水是热的？这个问题表明水的本性并不是热的。它是热的一定有原因（与火的结合）。就像一旦火（热的原因）消失了，热也就会消失，水就会回到本来凉的状态一样，由于"我"和"我的"引起的痛苦和悲伤随着时间的流逝而消失。就像热并不是水的属性一样，悲伤也不是人固有的属性。因此人将会永远找寻真我的快乐而不是感官世界的痛苦。

每个人都存在，每个人都必须知道，每个人都为爱而生。真正的存在是无限的、无混杂的、无组合的、不变的，是自由的灵魂。当它与心识混在一起，就变成了我们所说的个体存在。当听到一个人死了的时候，我们总是问"他为什么死了？"这个问题显示了灵魂固有的属性并非死亡。但是当听到婴儿出生的时候，我们不会问"为什么那个孩子活着？"因此活着或存在是真我的固有属性。当一个孩子有两元钱，丢了一元时，他会问那一元到哪里去了。即使一个孩子也不相信一个存在的事物会不存在。因此，真我的本性是永恒的存在。对于真我来说没有死亡或者出生，因为它的本性就是存在本身。

真我的第三个属性是知识。每个人都希望独立，成为学者，成为老师。没有人甘愿被他人指导。每个人在内心深处，只要可能，都希望能知道一切。没有人想要相信有人知道的比他多。不论他想什么，他的信仰、哲学、科学或神，就是最伟大的知识。这样想法的原因是因为他的纯粹的真我就是知识本身，当这纯粹的知识与心识相关联之后，就变成了客体的知识。

在外在世界中寻找永恒喜悦的人，发现喜悦在自己的内在。同样的，在向内看之前，人们向外去寻找知识是永远无法完成的。人的知识有极限吗？科学家们夜以继日地揭示自然的奥秘，人类的知识和力量与日俱增。为了学习，有人在攀登珠穆朗玛峰，有人在北冰洋底探索，还有人飞到外太空。有人从世界退隐到喜马拉雅山的洞穴中，而其他人则从一个地方漫游到另一个地方，所有人都在找寻知识。但是，人们从哪里才能获得完整的知识呢？奥义书宣称所有的知识都在真我之内，事实上，知识本身就是真我。这是知识的尽头，或者说吠檀多。这种关于真我的永恒的知识，透过人的心念和大脑反映出来时，就成了直觉、理性和本能。

它的显现随其媒介的不同而变化。在低等动物中它表现为本能，在一般的人之中表现为理性，在成熟的人之中则表现为直觉。个体的存在是真我存在的表现，表现为爱或吸引的喜乐也是那全然真我的折射。绝对的喜乐、知识和存在并非真我的不同特性，而是同一的。

纯粹的真我受到心识的限制。当这限制没有以后，无条件的真我就会像云雾消散后的太阳一般闪耀，显现为萨起特阿南达（存在、知识和喜乐）。关于真我的理论知识，哪怕只是一点点，都能给那些被痛苦和不幸折磨的世人带去极大的喜悦和勇气。那么如果领悟了真我即萨起特阿南达，会是怎样的欢乐

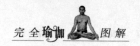

和喜悦呢！尽管在目前的进化阶段，普通人要达到绝对的自我领悟可能需要很长的时间，但是在履行俗世职责的同时，人们依然可以通过遵从瑜伽和吠檀多之道获得极大的喜悦和安慰。

　　智者，尽管作为一家之主履行自己的职责，但仍能像一位尊贵的客人一般，不受影响。所以，作为驻于身体之内的主人，同样可以不喜不悲。这样在任何情况之下，无执于身体，认同于那绝对的存在，便是真正的知识，它能带来真正的幸福快乐。

第十二章

超越死亡

宗教、信仰之所以存在，最强大的原动力是人们对死亡的思考和对地狱的恐惧。一般人都恐惧死亡，渴望永生。他想知道身体瓦解之后，他会去哪里，这就是哲学的真正缘起，对于死亡的探问。

伟大的哲学家、预言家和宗教导师都认为，人与神、人与宇宙关系的真知，是唯一能够摆脱死亡恐惧的途径，用灵性语言来讲，即摆脱死亡本身。当人意识到，自身不朽的真我，与那至上真我或者说神是同一的，那么，死亡和恐惧从何而来呢？吠檀多哲学的主题之一，便是探寻个体与宇宙真我或者说神之间的合一。当这种合一达成，死亡或者恐惧便不复存在。

现在让我们来了解死亡通常意味着什么，死后灵魂将会怎样。死亡意味着分解，而只有合成物才会发生分解，任何由两种或两种以上成分构成的事物必定会分解。灵魂不会，它不是合成的结果，它是独立于心识和身体的单独实体。它不会分解，更谈不上死亡。它是不朽的。它是恒常存在的，而不是被创造出来的。无中不能生有，我们所理解的任何创造，都是由

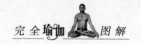
完全瑜伽图解

已有的事物组合成新的。人类的灵魂既然不是由任何事物做成的，它定是亘古存在，永久不灭的。

当肉身死亡时，人的生命能量回到意气身之中，灵魂再次被包裹在由头脑、感官和生命能量组成的意气身之中。

意气身内有一个人所有的印痕（Samskara）。什么是印痕呢？人的心识好比一个湖，每一个念头就如同湖面上的波浪。就像波浪起伏消逝，这些念头也会在心湖中起伏不停，但它们不会永远消失。换个比喻，它们就像是种子一般，一旦有要求，就会再次发芽。回忆只是想起这些深埋在潜意识里的潜藏的种子念头。因此，一个人的一切念头或行为都以种子的形式存在嵌在潜意识里中，当身体死亡时，灵魂带着过去所有印象的种子移动到其更精微的载体——意气身之中，并受这些印象的指引。基于之前的思想和行为的倾向，灵魂在意气层界存在期间有三种不同的路径：死亡之后，那些完全灵性的灵魂会跟随太阳光到达太阳层界，最终会在路途中遇见另一位被护佑的灵魂，被引领去往所有层界中的最高层，也就是我们说的梵天层界。在那里，从二元论的角度看，灵魂会全知全能且永生；或者，根据非二元论，则是在循环的最终与宇宙存在合而为一。我们称之为逐步解脱（Kramamukthi）。

接下来的一类，是虽行善但是带有利己动机的人的灵魂，由于其善业果报，在死亡时他们会去到月亮层界。在此，存在各种天堂，他们会获得神仙或天使的更精微的身体，长时间享受天堂的福佑，直到耗尽他们善行所积之德。之后，他们再次落回尘世，投生为人。天堂只是灵魂暂时休息之所，享受为善的果报直至善业用尽，但不能永久停留。新的肉体之中的灵魂必须继续努力进化。它无法在意气层界继续进化以进入到更高的水平，因为此层界只为享受，而无法作为。为了继续进化，灵魂必须有新的肉身。这个过程叫作新灵魂的降生，尽管灵魂一直是相同的，并携带着它前世的所有印象和知识。在最终得以从业力定律解脱之前，生死循环将无限持续；因为善因得善果，恶因得恶果。

有一点需要说明的是，这里和吠檀多哲学里所提到的"好"与"坏"都是相对的概念。任何行为本身都没有好坏，它的性质取决于背后的发心。即便是慈善本身，如果是出于想要获取名声或权力的自私动机，就不能完全被定义为好的。同样的，哪怕是杀人，如果出于无私的动机，就不能被定义为坏的，比如警察为保护无辜的人免遭杀人犯的杀害，或者士兵为了保卫家园。这里士兵或警察都是在履行责任，没有自私之心。所以动机决定所有行为的善恶。

但是最终，一切行为，无论好坏，都像链子一样将灵魂束缚在生死轮回之中。善行好比用金链束缚灵魂，而恶行则好比用铁链。但只要灵魂是被束缚的，无论是被金链还是铁链束缚，灵魂终究是囚徒。唯一打破束缚的方式就是放弃所有要享受行动结果的念头。因为这样的弃绝，灵魂才能从生死轮回中解脱。这伟大哲学在《旧约》中亚当和夏娃的故事里说得清晰明了了。

上帝告诉亚当和夏娃勿食树上的苹果。苹果树代表什么？代表着感官世界（Aswadha），上面只结两种果子——善业结善果，恶业结恶果。只要亚当和夏娃（灵魂）对于享受行动的结果不感兴趣，他们就不会受业力束缚。一旦他们与蛇所代表

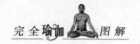

的说低等心识（Kama Manas）关联，灵魂（亚当和夏娃）便想不听那内在纯粹真我或神的声音，而想去享受并了解这感官世界。由此，纯洁无罪的灵魂被低等心识（蛇）诱惑后，变成了业力（作用与反作用定律）限制的罪人或者说个体。想要得尝果报，肉身是必需的。因此，亚当和夏娃在吃了禁果之后才意识到自己是赤裸的，也就是说他们再次投生为人，需要经受物质世界的痛苦。这些痛苦是上帝或者说纯粹意识的诅咒。

《圣经》中表达了与《薄伽梵歌》同样的智慧，主克里希那教导阿周那："履行你职责，或者说做你的工作，但是不去期望任何结果。"《薄伽梵歌》和《圣经》都教了净化灵魂的唯一路途，就是听从内在灵魂或神性的声音，弃绝享乐的欲望，由此从生死轮回之中解脱。

灵性高度进化的灵魂会去到梵天层界（Brahma Loka），等待与那至上的存在合一，那些行善到达进化中阶的灵魂，会进入天堂；最后的类型会进入低等层界。然而需要牢记的一点是，无论圣人还是恶人，灵魂或者说真我都是一样的。行为只能遮盖像太阳一样闪耀的灵魂。当灵魂被厚重的乌云遮盖时，我们称之为恶人，如果乌云薄一些，我们称之为好人。但是无论行为多么高尚纯洁，它始终是已被污染的，因为好和坏都是相对的。所有行动都是心识的产物，世界也是。在物质世界里，人类依靠身体、心识与感官来享受一切。如果没有心识就没有这个世界。这一哲学也适用于意气层界，因为天堂和地狱也是心识的产物。如果没有心识，人既不会在天堂享乐，也不会在地狱受罪。通过行善而达到净心，人会感到愉悦。意气层界中这种心识的状态就叫作天堂。同样，当兽行导致心识暗沉，在死后心识会在我们称为地狱的较低层界内运作。

因此，根据吠檀多哲学，人是宇宙中最高的存在，这个行动的世界（Karma Bhoomi）是宇宙中最佳之地，因为唯有在此，人有最棒最佳的机会达到完满并超越死亡。

吠檀多哲学申明，天堂、地狱整个世界以及所有存在，在人心识的想象之外都不存在。想象与思想之流转向了错误的方向，而带来了各种悲伤、痛苦、焦虑与死亡。心识转向错误的方向，错把肉身当作永恒的真我，而束缚了灵魂，把心识引向正确的方法则会将灵魂从生死轮回中解脱。

在梯子上，可以向下摔，也可以向上爬。一个人必须追溯其落到尘世所经的步伐。吠檀多哲学所推荐的解放灵魂的想象恰恰与以下这样的想象完全相反：带来低等俗世念头的想象，使人受束缚，受制约，让人受制于所遇境况。

一个人做梦，在梦境中出现各种事物。梦中出现的只不过是概念，只不过是念头和想象，但对于做梦的人来说，梦中的老虎或狮子和真的一样真实，然后他就惊醒了。只要他一醒来，对老虎或者狮子的恐惧就会消失，无须多言他就知晓梦中的一切都是不真实的。

同样的，整个世界就是一场梦。那些生与死、大与小、富有和贫穷、善与恶、苦与乐都是虚假幻象。实践瑜伽和吠檀多哲学，会让人来到那幻象终止、语言消失之处，在那里只有那唯一无法描述的真实。在此，不再有灵魂的生死，灵魂自身闪耀。

那么，占大多数的未开化灵魂会有异议，"如果我们到了这超意识的状态，所有的意识和思考都停止了，那么不就是空

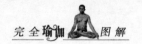

洞的状态吗？不就是没有知觉的状态吗？不就是自我催眠吗？那么如此辛苦地进入超意识状态又有什么意义？"

对于这些疑义，吠檀多如此回应：悟道或者说超意识与无意识之间有着天壤之别，尽管两者之间存在相同之处，也就是一切思想都停止了。

众所周知，当光线透过棱镜时会折射出七彩光，但是光谱两侧都存在肉眼看不到的光——一侧为红外线、另一侧为紫外线。这两种光线都非肉眼可见，但并不意味着它们是一样的。其不同之处在于对于激活视网膜，红外线波长太长而紫外线波长太短。同样，超意识是一种思想的中止，在此过去和未来融入当下；而无意识状态则不同，在此没有任何念头，只有一片虚空。在无意识状态中，心识没有活动，因而思想停止，类似于死亡。而超意识状态，或者说自我领悟的状态，则是全然的能量、全然的力量、全然的知识、全然的喜乐。在没有光的地方，人无法看见，但是光过多时，也无法看见。光线不足带来的黑暗是一回事，光线过度带来的黑暗则是另一回事。同理，自我领悟（超意识）中思想的中止和无意识或深睡眠中思想的中止是完全相反的。

以为吠檀多哲学教导的是悲观主义，那就错了，它教的是如何掌控这个世界及个体自身，吠檀多实践并不意味着在生活中无所作为。真正的吠檀多实践者，比所谓的人道主义者们更爱他的手足兄弟。他在一切中看到自身，感受到与万物的合一。这不仅仅是哲学，更是他的生活体验。他视众生为己，无法忍受他人之苦。

在吠檀多哲学实践者的眼里，整个宇宙由一个爱的无限海

286

洋组成，这种无限的爱在物质世界中呈现为有限的人类之爱。这种无限的爱被分解，局限为小于世界的任何事物，比如家人、朋友甚至邻居，而不是对所有生命及事物的爱，这就是有限的爱或者说人类之爱，它总是与其相反的恨相关联。领悟神圣的灵魂无限之爱是没有恨的，万有引力是吸引，就是爱。星星因引力而聚在一起，也是那伟大的吸引力的呈现。原子和原子之间有爱，因此产生了分子。瑜伽士视整个世界如一个爱之海的波浪，所有的欲望都是爱，神是爱，"你就是神"。对这爱及与神合一的领悟就是超意识。

这种状态是不是自我催眠呢？吠檀多告诉大家：这不是自我催眠而是解除催眠。人类每天都通过认同肉身来自我催眠，他通过"我是谁谁谁"来描述自己，来表达这种认同，为克服这种催眠状态，吠檀多尝试去激活反向思维以帮助人超越肉身意识。

吠檀多冥想：超越死亡、培养直觉

在吠檀多冥想中，最重要的就是领悟到个人的真我是日中之日、光中之光。在冥想的状态中，人可以超越身心，解除自身的催眠状态，进入日中之日、光中之光。

冥想开始前，应先练习几轮呼吸法，唱诵几分钟那至上全能者之名。那至上全能者作为真我安住于内心之中。当心识升华或者提升到一定程度，它就很容易升到更高，甚至达到极高的高度。人必须通过吟诵"OM（AUM）"使心识提升到更高。OM对不同的人意义是不同的。每个人在自己的灵性发展阶段，需要赋予OM最适合自己的含义。一些人把OM看作在内

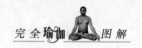

心闪耀的日中之日来冥想，另外一些人则一边念诵OM一边就
眉心轮冥想。冥想者可以选择两者之一（心间或者眉心）作为
冥想的专注点。

当念诵OM时，冥想者就以下意义进行冥想：

我是光中之光。我是太阳，真正的太阳，可见的太阳只
是我的象征。

【在梦中，我们并不靠灯光看见，也不靠月光、阳光或
星光，但是我们就能够看见。

如果没有光我们就看不见，那么究竟靠什么光让我们看
见光呢？】

那就是真我之光，我的阿特曼之光，是它让我梦中的一
切可见。

我是王中之王，是我呈现为花园中的繁花。

在我之中，整个世界运转、变化、存在。处处都以我的
意愿完成。

我处处显现，从微生物到人，我供养众生。世界存在之
前，我已存在。

邪恶思想和世俗欲望，关乎虚假的肉体和心识，属于黑
暗之物。

在我面前，它们无处藏身。

我不受限于任何行动，我掌控元素。我无处不在，如同

无上之空。

如同光及不可见的光线一样，我弥漫于一切原子和物体之中。

我至低无底，我至高无上，我是观众，是主持人，是表演者。

我最为出名，也最声名狼藉，最可耻，我无限堕落。

哦，我多么美丽啊！我在闪电中闪耀，在雷声中咆哮。

在树叶间飘动，在风间吟唱，在汹涌的大海中翻滚。

我是友，我是敌。于我，无敌无友。

无论身体处于什么状态，都影响不了我，一切身体皆属于我。

我是整个宇宙，一切皆在我之中，我是无限的，永恒的，无处不在的。

我存在于个体和一切之中。我在你之中，你在我之中。

甚至，根本没有你我，没有不同。Soham，Soham，Soham。我是那，我是那，我是那。OM OM OM。

为领悟真我，在唱诵OM的同时深思其含义对初学者极有帮助。通过这样的冥想，个人可以从死亡的桎梏中解脱自我，达到不朽。在行动中不存在行动者，也没有享受权，那就没有任何行动可以束缚个体。人通过去除"我"或"我的"而认同于那无处不在的真我。

在开始这冥想之前，如果学生想要获得快速的结果，建议要摒弃心识的三种不纯性：自私之心（Mala），散乱之心（Vishepa），遮盖之力（Avarana），依次阐释如下：

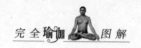

1. 自私之心（Mala），是最粗显的不纯性。所有人都有，只是随着灵魂修习程度的不同，而呈现出不同程度及强度。只有通过无私服务才能去除它。因此每位学生，不管是初级还是高阶，在深入冥想之前，都应该不求回报去花时间服务他人。

2. 第二种不纯性叫作Vikshepa Sakthi，即散乱之心。因为这不纯性，心识变得不稳定，专注也变得困难。瑜伽中通过瑜伽呼吸法（见第八章）、虔诚和唱诵来停止这摇摆散乱。

3. 最后一种是所有不纯性之中最微妙的，Avarana Sakthi，即遮盖之力。它遮盖了纯粹意识或者说真我，带来了身体意识。这是最难去除的不纯性（身体意识）。吠檀多冥想以及参问"我是谁？"，可以去除这遮盖之力。唯有那时，真我自身才能闪耀。

圣音"OM"的哲学及意义

关于OM的含义已经写了很多书。事实上，所有的吠檀多和印度哲学都是OM的阐述。OM涵盖整个宇宙，世界上没有任何法则、力量或事物不涵盖于OM之中。我们应该试着来解释一下OM是怎样涵盖了所有的存在。

我们会从各个视角去探索这个音节的重要性，这样人们可能既可以用头脑去理解它，又能全心全意地接受它。因为我们都是理智的存在，除非事物投合于我们的理性，否则不会接受。

吠檀多的字面意思为知识的尽头，语言的尽头，整个的吠檀多哲学由OM所代表。OM包含了A、U、M三个音节，根据梵文的语法，A和U在一起就变成了O，所以AUM发OM音。OM是我们能发出的最自然的声音，即便哑巴也可以发出这个音。观察那些在游乐场快乐嬉戏的孩子们，他们快乐时，洋溢的喜悦自然地表达为拉长的"O"音，其实就是被缩短的OM之音。不仅仅是孩子们，任何人感到异常兴奋时都会发出这个声音，无论是在足球赛、赛马场或者是聚会上。人们还常常会这样说"噢，是的"，或者"噢，上帝啊！"当有人卧病在床或者身陷麻烦，或在忍受极端的疼痛时，会从唇间发出Oh或Um，OM的一种变化了的表达。希伯来语、阿拉伯语及英语的祈祷都以"Amen"来结束，也与Aum极为类似。

为什么这个声音在每个人的生活中如此重要呢？因为它是自然的声音，它可以帮助减缓病者的疼痛，它以声音的形式表达情绪，带来平静与和谐。如果不正确的发音都能减轻疼痛，那么正确的唱诵岂不是会带来更多的平静与和谐？OM也被称为Pranava，那充盈生命的，或者说那在生命气息之中的。即便是铃声、河水流动的声音、风的低语，或者吹海螺都会发出OM的声音。

所有思想都和语言相关，如同硬币的两面。彼此无法脱离另一方而存在。人能看到一个事物却不想它吗？相应地，没有思考就没有认知。"认知"这个词本身就表明了思想活动。思想和语言是一回事，人不能不靠语言而思考。

语言主要在两种情形下是缺失的：直觉认知和直觉概念。直觉概念指事物在头脑中形成图像。我看到一棵树，然后闭上眼睛，就可以再次在头脑的图像中看到它。任何外形都会跟名

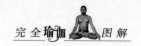

称连在一起，名称的表达就可以带出其对应的图像。如果我说"椅子"，椅子的外形就立刻出现于我的心识中。尽管头脑中常出现很多景象和声音，但不一定总是会引出它们的名称，尽管这种直觉过程没有语言参与就发生了，但是在描述、分析、归类、评断和其他头脑详述之中，语言是不可或缺的。一个人可以看着月亮但不必记起月亮的名字，但是当他分析和思考所见为何时，语言就来了。因此，这个世界上任何事物都要通过思想被认知，没有语言，就没有思想。这个世界与语言相关联，语言与思想相关联，思想与世界关联。

《圣经》有言："太初有道，道与神同在，道即是神。"语言并非随意之物，或是被发明之物，没有人发明语言，因为语言本身就是神。吠陀语言（最初的语言）是由神直接向心识呈现的，当它被变得较低之后就叫作人类语言。现在我们想要有一个简单的词或者声音来代表整个世界。在所有语言中，我们都有一些喉音，一些上颚音，一些唇音。在任何言语中，都没有任何声音是从喉咙以下的器官发出的，因为喉咙就是发声器官的一个边界。嘴唇则为另一个边界，因而没有任何声音从嘴唇外发出来。现在我们有A、U、M三个音节，A的声音为喉音，是从喉咙发出；U（oo）就是从发声系统的中部，即上颚发出的；M是唇音和鼻音，来自发声器官的末端，即嘴唇。

这样，A代表声音范围的开端，U为中部，M为结尾。它覆盖了发声器官的所有区域。因此，OM可以代表一切语言，又因为世界和语言密不可分，OM也代表了整个世界。

声音有两种：清晰表达的（Varnatmak）和难以言喻的（Dhvanyatmak）。前者可以被书写，而后者则不可诉诸字符或文字。一般的语言为Varnatmak，感受的语言，例如大笑或者哭泣，则为Dhvanyatmak。大笑就不能述诸文字。

难以言喻的或自然的语言，有能清晰表达的语言所无法实现的用途。假如说一个外国人想要一些食物，但是不懂该国的语言，也没有人能明白他的语言。他也许会因为饥饿开始哭泣，这种感受性的语言（哭泣）能够被理解，人们就会给他食物。当你大笑时，每个人都会明白发生了令人愉快的事。音乐的语言也属于难以言喻的。音乐的语言不同于思考的语言。旋律美妙的音乐会对心识产生迷人的效果。同样的，唱诵OM的迷人之处，就在于可以让唱诵者的心识得到控制，直接带来平静和放松感。在那状态之下，个体与神合而为一。尽管唱诵OM的效果不能被科学证实，但仍旧被所有真诚练习者体验到了。当发生时，人内在的这些变化是不可否认的。

现在我们来探讨AUM的哲学意义。根据吠檀多的教学，A音代表着所谓的物质宇宙，粗显的感官世界，在清醒时可以观察到。所有在梦境中，在灵魂的世界中，在意气层界，在天堂和地狱中的经历，由U代表。而M代表着未知、深睡眠的状态和所有超越智力理解范畴之外的一切。

因此，AUM（OM）涵盖了人类的所有三种体验：清醒、做梦与深睡眠。

普遍来讲，西方哲学主要基于人清醒时的体验，对梦中或者深睡眠中的体验没有太多涉及。吠檀多哲学认为，为了找到真相或者说真理，必须分析全部三种状态中的体验，否则数据就不完整。大多数哲学家将自己限制于清醒状态，他们所有的研究和调查都只基于清醒状态。吠檀多哲学则考虑了三重经验

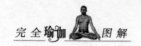

的所有数据。清醒时的世界在梦中和深睡眠之中会彻底消失。

在梦境中，尽管外部世界消失了，还是同样的"我"在认知。智力与个人意识在深睡眠中都不复存在，而这个"我"或者说真我依然保持不变，真我在这三个状态中都是一样的，是经历所有状态的根本现实。这恒常不变的，三种状态中保持不变的现实，即是真我（阿特曼）。这就是OM。

我们如何知晓这个世界存在着呢？我们怎么知道有宇宙呢？因为我们摸到、听到、看到、嗅到、尝到事物，这是唯一的证据。我们的感官就是世界存在的唯一直接或间接的证据。

感官是我们所有感知、理性理解等的主要原因，而且它并不仅限于清醒状态。在清醒时，我们的感官处于粗浅的形态，我们感知的是物体。但我们在梦境之中也有感知，感觉器官在梦境之中同样在运转，即便外在的耳与眼不在工作。处于梦中的心识在反应的同时，引起对事物的感知，梦中感官和被感知的事物就如事物的正负两极，主体和客体同时涌现。梦中主体和客体都由AUM中的U代表，根本的现实是纯粹的真我或者说OM，主体与客体就如同大海中的波浪一般。

虽然梦中的事物与相应的感官是同时产生的，但它们看起来好像自己已有很久远的历史了。只要一个人还在梦中，梦对一个人的意识来说就是真实的。当我们说这个实在坚固的世界是真实的，这是以认知的感官为证据的，就如梦中人称梦中的事物是真实的，但事实上醒着和做梦的状态都是不真实的。

感官依靠其感知的元素存在，如果元素的客观世界不复存在，那么无论在清醒状态还是在睡梦中，感官就不可能去感知。对于感官的存在来讲，客观世界是必要的。对于世界的存在来讲，感官也是必要的。这难道不是循环论证吗？的确，并且它仅仅是证明了这个世界在清醒状态和做梦状态之中同样虚幻的本质。只要梦还在持续，梦中的事物就是真实的。梦醒之后，则不复存在。清醒时实在的世界，在深睡眠状态会怎样呢？一切都消失了。因此，我们看到不论是在清醒状态还是在做梦的状态下，这个世界都没有真实性。

吠檀多将真实定义为那在所有情境中皆存在的。那些一时存在，但片刻之后就烟消云散的必然是幻象。我们说梦境不真实，是因为醒来之后它就不存在了。同样的，这个实在的世界一定是不真实的，因为它在我们的梦中和深睡眠之中也消失了。

那么，什么是真实呢？在AUM中的A代表着清醒状态时，表面上的主体（感官）和客体（元素或世界），这些只不过是那根本现实即"我"的呈现。唯一确凿的真实是在任何状态下都不变的真我或者说"我"。这个"我"是清醒、做梦和深睡眠状态的见证者。因此吠檀多哲学有了这样的结论，人的三种状态，清醒、做梦和深睡眠，都不是真实的；唯一的真实即是真我，那绝对的知识、绝对的存在、绝对的喜乐，在这真实面前，这世界表面上的真实都会消失殆尽。

很多人不想接受这个结论，因为它认为做梦和深睡眠状态与清醒状态不相上下。如果我们分析一下我们的生命，差不多有一半的时间我们不是在睡梦中就是在深睡眠状态中。在任何时候，地球都有二分之一的表面处于黑夜，也就是说几近一半的人都处于睡梦或者深睡眠之中。所以一个人生命的一半都在睡眠或做梦。童年就是一个很长的梦。

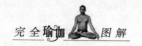

如果我们计算下时间，清醒的时间和做梦以及睡眠的时间是几乎相等。因此，我们不能单单只认为清醒时发生的就是所有的真相，而其他状态则是假的。即便是最强大最智慧的人也无一例外地受制于睡眠规律。睡眠的力量不可抗拒，不管你想要保持清醒、享受感官世界的愿望有多强烈。因为做梦和深睡眠状态与清醒状态同样强大，我们不能忽略前两种状态而只考虑后者。

这就是为什么吠檀多哲学会深究人的这三种状态来寻找根本的真相。再有，各种植物处于持续深睡眠之中，各种动物则时刻处于做梦的状态。我们的世界对它们来说是不同的。在蚂蚁、青蛙、大象、鱼或猫头鹰的眼中，万物极为不同。我们怎么能够忽视它们的经历而只认定唯有人的清醒状态才是真实呢？

AUM（OM）的 第一个字母A代表着这真相，这真我，支持着并呈现为清醒时的虚幻物质世界；U代表了梦境和意气层界；最后一个字母M，代表着混乱状态下的那绝对真我，代表者一切未知，深睡眠。因此，OM意味着一切背后的真相，永恒的真理，那不可摧毁的真我；当唱诵OM时，人必须将身体和心识投入到真我之中，融入那真正的阿特曼或者说纯粹意识之中。

瑜伽士通过瑜伽呼吸法和OM冥想，逐一超越各个层面，直到最后到达第七个也就是最后一个阶段。在最后一个阶段，灵魂超脱所有束缚，与宇宙意识融为一体。心识的发展决定了一个瑜伽士在超越死亡的七个阶段中达到了哪个阶段，他距离真我有多远或者有多近。这个七个阶段阐述如下：

　　第一个阶段，渴求真理（Subhecha）。那些能正确分辨永恒和非永恒，对世俗享乐无可望，完全掌控了自己的身体和心识，并不可抑制地渴望从生死轮回之中解脱的人，便达到这第一个阶段。

　　第二个阶段，正确的问询（Vicharana）。那些深思所读所闻，领悟到生命真理的人，就达到了第二个阶段。这并不只是理性的理解。通过持久的练习，而不是盲目的信念，他领悟到自身内在的真相，从而知晓真理。

　　第三个阶段，精神活动褪去（Tanumanasa）。当心识放弃了多样性（外在世界），保持稳定地专注于唯一（至上存在），就达到了第三个阶段。

　　第四个阶段，获得纯净（或者说悦性，Satvapatti）。通过前三个阶段，心识净化到悦性纯净的状态后，一个人直接在自身内在了悟真理（我即梵或神），他就达到了第四个境界。这是一种直接体验而非理智上理解"我是梵"。这个阶段中直觉取代了智力；它在智力之上，因为智力是有限的。

　　在前四个阶段中，修行者练习有想三摩地（Samprajnata Samadhi）或沉思，但是二元性的意识仍然存留。他感觉到与被沉思冥想对象的分离。在这个状态之中他并没有完全与其更高的真我合一，因为二元性仍在他的意识中滞留。至此，他仍然被认为是练习者或学生。

　　超越有想三摩地的三个阶段发生在认知者、知道和知识合而为一之后。在此，个体融入更高的真我。因此，再没有什么需要去认知或冥想，无须冥想任何事物，就不存在任何客观知识。因为个体或者说"我"的意识与宇宙意识合而为一，人

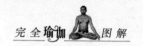
完全瑜伽图解

不再将任何事物视为外在的，那也就不再存在认知者。这三个阶段分别是：（1）Asamsaktha，不受任何事物影响；（2）Pararthabhavina，外界无存；（3）Turya，唯见神无处不在。

在第五个阶段，超自然能力（Sidhis）会自己呈现，如果瑜伽士不受其影响，他就达到了不被任何事物所影响的境界，也就是Asamsaktha阶段。

第六个阶段中，外在事物对瑜伽士的意识已不复存在，因此，这个阶段就叫作外界无存（Pararthabhavina）。

第七个阶段叫作图瑞亚（Turya）。瑜伽士到处只看到梵或者神。在这个阶段，瑜伽士不再自己履行日常职责或受他人驱动行事，而是处于持续的三摩地或者说超意识状态之中。在瑜伽士的这体验状态之中，他知道其内在为绝对的喜乐、绝对的知识和绝对的存在；而这种状态无法言表。在这里，如同滴水入海并融入其中一样，个体融入那无所不在的至上的真我。

对于未开化的心识，失去个体意识的概念非常可怕。这只是因为心识的遮盖力，限制了意识，带来虚假的画面和想法，导致恐惧。瑜伽哲学申明了唯有自我领悟或神性领悟才能带给自身的灵魂真正的平和、喜悦和解脱。瑜伽士领悟到唯有真我存在，真我呈现为宇宙。宇宙中的一切皆为那唯一的真我表现为不同的形式。他意识到，当真我呈现在宇宙背后就被称为神，当同样的真我呈现在身体背后，则称之为个体灵魂（Jiva）。

瑜伽士领悟到"我就是梵"。这整个的宇宙就是我本身。无论存在什么，都是我。"我既不是这身体，也不是这些器官，我也不是这心识，我是绝对的存在、知识和喜乐，我就是

298

那。"于我，知识在何处？我就是知识本身。我是自由的。于我，喜悦在何处？我就是喜悦本身。这就是瑜伽士所获得的知识或领悟：这知识会带来自由，而自由是一切本性所归。灵魂的束缚是死亡，而灵魂的自由则是解脱或超越死亡。

附录1

训练进程表

　　这个训练进程表，来自我对不同年龄的人群多年来的瑜伽教学和研究总结。这些锻炼，在练习时应注意安全，它们对想要获得灵性完满及身心完美健康的人尤为理想。

　　如果不能清晰理解表中的部分指令，建议查看书中文字部分的详细指导。另外，建议根据自己的年龄和身体状况选择合适的练习表。

　　假如没有充裕的时间做完所有建议的练习，学生可以在时间合适的情况下，从每组练习中选择尽量多的基本练习来做。例如表3的功课Ⅲ，全部做完需一两个小时。在这种情况下，因为时间不够，选择的问题就出现了。这时，一定要记住的基本原则是，任何动作都应该结合反式来练习，因为这是与脊柱直接相关的。所以，如果选择了练习前屈，那必要的是选择后弯来平衡它。

　　从反式练习这个主题拓展开来，再来借表3的功课Ⅲ来示意，你会注意到表中推荐的前屈部分和后弯部分都有好几个动作。这里，建议可以第一天从每个部分里选择两到三个动作练习，接下来的第二天再做前一天没做的动作。这样，几周内就可以让身体经历完整的练习周期。

在实际练习的时候，只要有时间，这些重要体式，如头倒立、肩倒立、拜日式、呼吸法、放松、冥想等应每天同其他推荐的练习一起来做。

因篇幅所限，在表中没有注明练习的顺序，而是在这里按数字顺序列出以供参考。

1. 练习开始前的祈祷

2. 拜日式

3. 放松（2到3分钟，如有必要，可以更长）

4. 头倒立

5. 肩倒立

6. 鱼式（之后简短放松一下）

7. 前屈练习

8. 后弯练习

9. 扭转练习

10. 平衡练习

11. 腿脚练习（坐姿）

12. 站立的练习

13. 10—15分钟完全的放松（在体式练习结束后）

14. 腹部练习

15. 呼吸练习

16. 冥想

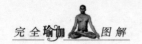

完全瑜伽图解

　　呼吸法和冥想姿势可单独进行（早晨练习呼吸法及冥想，傍晚进行体式练习，或者反过来）。清洁术应在每天清早单独进行，可以与牙齿及身体清洁一起做。冥想体式无须单独练习，因为它们是呼吸及专注练习的一部分。

　　学生如果无法找到胜任的老师来指导练习，可以安全地做表1、2中的练习，因为这些练习温和，但是效果显著。书中的训练进程表及文字部分，可以作为我们在家中练习的老师和指引。

表I　适合老人和病人的瑜伽练习

　　注意：根据老师的建议可以强化和增加体式练习和呼吸法。适用于年纪非常大的长者及病患。

身心的瑜伽训练	功课I（2到6个星期，或更长）	功课II（2到6个月，或更长）	功课III（1到2年，或更长）
髋部和腿部练习	平衡坐（图15），6—12次	同功课I	同功课I和II
前屈练习		坐姿前屈变式1—4（图55—58），3—6次	同功课II
后弯练习	眼睛眼镜蛇式变式1（图76），配合深呼吸，3—4次	眼镜蛇式（图76—78），每个姿势各做3次　半蝗虫式（图80），4次	同功课II，外加蝗虫式（图81），和弓式（图84—87），每个姿势做2—6次
扭转练习			

302

续表

身心的瑜伽训练	功课I （2到6个星期，或更长）	功课II （2到6个月，或更长）	功课III （1到2年，或更长）
平衡练习		肩倒立（图42，43），保持30秒至3分钟，接着做鱼式的变式1（图45），可保持至2分钟	肩倒立的变式1和2（图42、43），保持3分钟，接着做鱼式的变式1（图45），保持1分钟
脚部练习			
冥想姿势			简易坐（图19）和至善坐（图14），每个姿势保持3—30分钟
腹部练习			火净化（呼吸和腹部控制），3到6轮
特别练习			
放松	10—15分钟	10—15分钟	10—15分钟
饮食	一周新鲜果蔬汁断食一次，每天喝4—5杯纯净水	避免甜食和油炸食物。一周新鲜蔬菜汁断食一次，每天喝4—5杯纯净水	只吃天然食物；避免肉食，酒精及吸烟；每周一天喝水断食
清洁术			盐水清理鼻子和喉咙

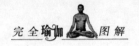

完全瑜伽图解

续表

身心的瑜伽训练	功课I（2到6个星期，或更长）	功课II（2到6个月，或更长）	功课III（1到2年，或更长）
呼吸练习	平躺的姿势，练习深呼吸5—10分钟	同功课I	交替鼻孔呼吸法，15—40轮
专注和冥想	每天阅读宗教哲学书籍约15分钟	同功课I，增加10分钟的祈祷	同功课II，增加5—15分钟烛光凝视的练习（图4）。增加阅读和祈祷时间。每天保持一小时的止语。

表2　适合40—60岁之间相对健康的人的瑜伽练习

身心的瑜伽训练	功课I（2到6个星期）	功课II（2到6个月）	功课III（1到2年）
髋部和腿部练习	平衡坐（图15），6—12次	同功课I	莲花坐（图13）；青蛙式（图121）；金刚坐（图16）；脚尖式（图123），每个姿势做1—10分钟

304

续表

身心的瑜伽训练	功课I（2到6个星期）	功课II（2到6个月）	功课III（1到2年）
前屈练习	坐姿前屈变式1—4（图55—58），每个姿势做3—6次	坐姿前屈变式1—4（图55—58），每个姿势做3—6次；犁式（图50—52），每个姿势做3次	同功课II，头触膝前屈伸展式（图61—65）；膝触耳式（图53）；坐姿前屈（图55—58），每个姿势做2次
后弯练习	眼镜蛇式变式1—3（图76—78），每个姿势各做3次 半蝗虫式（图80），4次	眼镜蛇式变式1—3（图76—78），每个姿势各做3次 蝗虫式（图79—83），每个姿势做3次	眼镜蛇式（图76—78）；蝗虫式（图79—83）；弓式（图84—87），每个姿势做3次
扭转练习		半脊柱扭转变式1（图101、102），每侧两次	半脊柱扭转变式1、2（图101—103），每个姿势做2次
平衡练习	肩倒立变式1、2（图42、43）和鱼式变式1（图45），每个姿势1—2分钟	肩倒立变式1、2（图42、43），保持4分钟，接着做鱼式的变式1—4（图45—48），每个姿势保持2分钟	头倒立（图32—36），1—10分钟；肩倒立变式1、2：（图42、43），8分钟（若练习者患有高血压则不做头倒立）
脚部练习		尽量赤脚走路	尽量赤脚走路

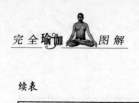

续表

身心的瑜伽训练	功课I （2到6个星期）	功课II （2到6个月）	功课III （1到2年）
冥想姿势	简易坐（图19），5—15分钟	至善坐（图14），5—10分钟	莲花坐（图13），5—15分钟
腹部练习			火净化（呼吸和腹部控制），3到6轮，每轮20—25次
特别练习		拜日式，姿势1—12（图20—31），3到8轮	拜日式，姿势1—12（图20—31），8轮；三角式（图135—138），每个姿势做2次；在肩倒立之后做鱼式变式（图45—48），每个姿势做2分钟
放松	10—15分钟	10—15分钟	10—15分钟
饮食	每周一次喝水断食，只喝纯净水；避免甜食和油炸食物；每天喝4—5杯纯净水	每周一次喝水断食；避免肉类和油炸食物；每天喝4杯纯净水。（体重过重的人应该进行蔬菜汁断食2周）	同功课II。避免鱼肉蛋类。遵循天然的饮食。

续表

身心的瑜伽训练	功课I （2到6个星期）	功课II （2到6个月）	功课III （1到2年）
清洁术		涅涕（用水进行鼻部清理，图2、3）。另外，坚持每天清洁牙口	涅涕（图2、3）和道涕（仅用水，道涕一上消化道清理应该每周一次）。
呼吸练习	交替鼻孔呼吸法（不屏息），15轮	圣光调息（245页）；交替鼻孔式呼吸法，练习至8秒吸气，16秒呼气	圣光调息3到6轮；交替鼻孔呼吸法，加上屏息，15—25轮
去除不良习惯	避免过多的咖啡或茶，不要过度摄入软饮料和糖块	避免吸烟和含酒精的饮料	开始去除一个你想要改掉的不良习惯
专注和冥想	每日阅读宗教哲学书籍约15分钟	每日阅读约15分钟《薄伽梵歌》或《圣经》，或者其他喜爱的哲学宗教书籍	同功课I和II，增加烛光凝视的练习（图4）；唱诵OM 10—15分钟或更长时间。
灵性培养		每周一次到宗教或慈善组织服务，或以类似的方式给予他人帮助	同功课II

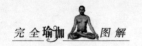
完全瑜伽图解

表3 适合30—40岁之间相对健康的人的瑜伽练习（过度肥胖或僵硬的人可按表1练习）

注意：根据老师的建议可以强化和增加体式练习和呼吸法。

身心的瑜伽训练	功课I（2到6个星期）	功课II（2到6个月）	功课III（1到2年）
髋部和腿部练习	平衡坐（图15），6—12次	桥式（图44），1—2分钟	同功课II
前屈练习	坐姿前屈变式1—4（图55—58），每个姿势做3到4次	犁式变式1—3（图50—52），每个姿势做3—4次；坐姿前屈变式1—4和反斜板（图55—58），每个姿势做3次；	犁式（图50—52），坐姿前屈变式（图55—58），头触膝前屈伸展式（图61、62），手触脚式（图133、134），每个姿势做3次
后弯练习	眼镜蛇式（图76—78），和蝗虫式（图79—83），每个姿势做3—4次	眼镜蛇式变式1—3（图76—78），蝗虫式（图79—83），弓式（图84—87），每个姿势做3次	眼镜蛇式（图76—78）；蝗虫式（图79—83）；弓式（图84—87），卧英雄式（图88—90），轮式（图95—99），每个姿势做3次
扭转练习	半脊柱扭转式变式1（图101、102），每侧2次	半脊柱扭转式变式1（图101、102），每侧2次	半脊柱扭转式变式1—2（图101—103），每个姿势做2次

308

续表

身心的瑜伽训练	功课I（2到6个星期）	功课II（2到6个月）	功课III（1到2年）
平衡练习	肩倒立变式1、2（图42、43），做3分钟；鱼式变式（图45—48），每个姿势保持1分钟	头倒立（图32—36），2分钟；肩倒立变式1、2（图42、43），5分钟；鱼式（图45—48），2分钟	头倒立（图32—36），5分钟；肩倒立（图42、43），10分钟；鱼式（图45—48），2分钟；孔雀式（图105—109），2分钟
脚部练习	尽量赤脚走路	牛面式（图122），1—2分钟；青蛙式（图121），1—2分钟	同功课II，增加束脚式1，2（图116、117），每个姿势做2分钟
冥想姿势	至善坐（图14），5-10分钟	同功课I，10—15分钟，期间做冥想和呼吸练习	同功课I，15—30分钟，期间做冥想和呼吸练习
腹部练习		火净化，15次为1轮，做3轮	火净化，4轮；收腹收束法姿势1、2（图7、8），3次；瑙力（控制腹部肌肉，图9—12），3次
特别练习	金刚坐（图16），3—5分钟；卧英雄式变式1-3（图88—90），每个姿势做1—2分钟	拜日式，姿势1—12（图20—31），4轮；三角式变式1（图135），2次	拜日式，姿势1—12（图20—31），6轮；三角式（图135—138），每个姿势做3次
放松	10—15分钟	10—15分钟	10—15分钟

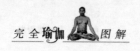
完全瑜伽图解

续表

身心的瑜伽训练	功课I（2到6个星期）	功课II（2到6个月）	功课III（1到2年）
饮食	每周饮水断食一次；避免甜食和油炸食物；喝新鲜的果汁；每天喝4—5杯纯净水	每周饮水断食一次；每周一天，不吃加盐的食物；避免甜食和淀粉类食物；每天喝4—5杯纯净水。	培养新的、有益的饮食和饮水习惯；遵循自然饮食，避免鱼肉
清洁术	涅涕（图2、3），每天一次	盐水涅涕（图2、3）；在老师的指导下可进行其他清洁术	涅涕（图2、3）、道涕（用水净化胃部）。在老师的指导下可进行其他清洁术
呼吸练习	交替鼻孔呼吸法（不屏息），15轮；逐渐增加吸气和呼气比例	交替鼻孔呼吸法（屏息），以1:2:2的比例做15轮（具体见前面呼吸法章节）	交替鼻孔呼吸法，以1:4:2的比例进行20—40轮（其他呼吸法的练习可在有能力的老师指导下进行）
去除不良习惯	避免过多的咖啡或茶，不吃糖块，不喝软饮。	避免过多饮用咖啡、茶和其他的刺激性饮料；减少吸烟	同功课II；完全不吸烟；不饮用任何含酒精的饮料
专注和冥想	念诵最喜爱的祈祷，每日早晚各10—15分钟；阅读宗教哲学类书籍	同功课I，增加烛光凝视的练习（图4）；每日阅读宗教哲学类书籍15分钟	同功课II；增加OM的唱诵和冥想（参考之前的OM章节）

续表

身心的瑜伽训练	功课I（2到6个星期）	功课II（2到6个月）	功课III（1到2年）
灵性培养	每周一次到宗教或慈善组织服务，或以类似的方式给予他人帮助	同功课I，如果可能，投入更多时间参与到宗教或慈善组织的工作中	同功课I和II；尽量与那些性格和品质非凡的人多建立连接

表4　适合18—30岁之间相对健康的人的瑜伽练习（脊柱或身体其他部位有异常状况的人，在尝试更高阶的练习前，应在称职老师的指导下从表1做起）

注意：根据老师的建议可以强化和增加体式练习和呼吸法。

身心的瑜伽训练	功课I（2到6个星期，或更长）	功课II（2到6个月，或更长）	功课III（1到2年，或更长）
髋部和腿部练习	平衡坐（图15）；单腿交换抬腿练习，3次	桥式（图44），1—2分钟；膝碰耳犁式（图53），保持30秒—1分钟	新月式（图100），保持10—30秒
前屈练习	犁式变式1—3（图50—52），每个姿势做3—4次	犁式变式1-3（图50—52）每个姿势做3次；头触膝式变式1—4（图55—58），每个姿势做3次；	同功课II，增加头触膝前屈伸展式变式1—5（图61—65），每个姿势做3次；龟式（图59），3次

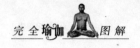
续表

身心的瑜伽训练	功课I（2到6个星期，或更长）	功课II（2到6个月，或更长）	功课III（1到2年，或更长）
后弯练习	眼镜蛇式变式1—3（图76—78），每个姿势各做3—4次；半蝗虫式（图80），每个姿势做3—4次	眼镜蛇式1—3（图76—78），蝗虫式（图79—83），弓式（图84—87），卧英雄式变式1（图88），轮式变式1（图95），每个姿势做2次	全卧英雄钻石式（图90），10秒；轮式（图95—99），10—30秒
扭转练习	半脊柱扭转变式1（图101、102），每侧2次	半脊柱扭转变式1、2（图101—103），每个姿势做2次	全脊柱扭转式（图104），2次
平衡练习	肩倒立变式1、2（图42、43），做3—5分钟；鱼式变式1—4（图45—48），每个姿势保持1分钟	头倒立（图32—36），2分钟；肩倒立变式1、2（图42、43），5分钟；鱼式（图45—48），2分钟；孔雀式（图105—109），每个姿势做2次；乌鸦式变式1、2（图110、111），每个姿势做2次	头倒立（图32—36），5分钟；肩倒立（图42、43），10分钟；鱼式（图45—48），每个姿势做两次；孔雀式（图105—109），每个姿势做2次；乌鸦式（图110、111），每个姿势做2次

续表

身心的瑜伽训练	功课I（2到6个星期，或更长）	功课II（2到6个月，或更长）	功课III（1到2年，或更长）
脚部练习	脚尖式（图123），2—3分钟	束脚式1（图116），牛面式（图122），青蛙式（图121），每个做1—2分钟	同功课I和II
冥想姿势	至善坐（图14），3—5分钟；半莲花坐（图13），3—5分钟	莲花坐（图13），3—10分钟	公鸡式（图114），1—2分钟；瑜伽身印，瑜伽身印式1（莲花坐+前屈，图128），3次；瑜伽身印式3（束莲花式，图130），3分钟
腹部练习	收腹收束法姿势1、2（图7,8），3—6次	火净化，3轮；收腹收束法姿势1、2（图7、8），3次	同功课I和II，增加瑙力（控制腹部肌肉，图9—12），
特别练习	拜日式，姿势1—12（图20—31），6轮	拜日式（图20—31），12轮；弓式变式1（图84）做2次；三角式变式1（图135—138），每个姿势做2次	同功课II，增加弓式变式2、3（图85、86），每个姿势3次；三角式（图135—138），每个姿势做3次
放松	10—15分钟	10—15分钟	10—15分钟

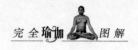完全瑜伽图解

续表

身心的瑜伽训练	功课I （2到6个星期，或更长）	功课II （2到6个月，或更长）	功课III （1到2年，或更长）
饮食	每周喝水断食一次；喝果蔬汁；避免糖块和软饮料	每周断食一次；避免油炸食物，过多的咖啡、茶和刺激性的饮料；喝大量的新鲜水果蔬菜汁	完全素食，遵循自然饮食（详情参见饮食章节）
清洁术	盐水涅涕（图2、3），道涕（用水净化胃部）。具体见文字部分的指导	同功课I，在称职老师的指导下可进行其他清洁术	同功课I和II
呼吸练习	交替鼻孔呼吸法（不屏息），15轮	圣光调息，3—4轮；交替鼻孔呼吸法（屏息），15—20轮	圣光调息，4—6轮；交替鼻孔呼吸法（屏息），以1:4:2的比例进行，20—40轮
去除不良习惯	避免过多的咖啡或茶；避免言语恶毒	完全避免吸烟和酒精性饮料	一个一个地去除不良习惯，保持稳定进步

续表

身心的瑜伽训练	功课I（2到6个星期，或更长）	功课II（2到6个月，或更长）	功课III（1到2年，或更长）
专注和冥想	念诵最喜爱的祈祷，每日早晚各10—15分钟；阅读《薄伽梵歌》或《圣经》约15分钟，并专注思考其中的意思	稳定凝视的练习，方法2,3（图5、6），5—10分钟；OM冥想和唱诵，15—20分钟（参考之前的OM章节）	遵从自己的宗教信仰，进行OM冥想或就神之名冥想30分钟或更多
灵性培养	每周一次到宗教或慈善组织服务，或以类似的方式给予他人帮助	同功课I，试着投入更多时间服务	用自己的方式，寻找更多帮助他人的机会，以此来净化心灵。总是去看到所有人内在的神性

　　孩子的家庭教育要符合家庭的宗教信仰背景，关注他们的身体、心识及灵性，是所有父母的义务。创立建设性的行为模式，给孩子作出好的榜样，也是父母的义务。假如父母自身不能表现出自控自律，期待孩子们在身体、心识及灵性方面有适当的进步是不合理的。不幸的是，还是有些父母以宗教之名过度严格控制，拒绝给孩子们足够的时间，使其在身心成长的过程中自然地发展。父母鼓励孩子们自由、有建设性的思考，让他们不受地狱、破坏、死亡等无谓恐惧的影响，竭尽全力把他们潜藏的潜意识中所有能量唤醒。

　　以下这些简单的家庭练习，能够非常有效地帮助孩子们唤醒其年轻的潜意识，发挥出潜藏于其中的知识。这些练

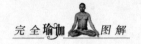

完全瑜伽图解

习和指导与任何宗教信仰都不冲突，它们提供了与饮食、锻炼、呼吸及思考相关的恰当方法。在孩童时期培养起的好习惯，会使人受益终生。相反，在早年养成的关于吃、喝的坏习惯则是有害的，甚至是会对人的命运有害。然而，幸运的是，破坏性的习惯可以通过不断的瑜伽练习去除。

表5　适合健康儿童的瑜伽练习

身心的瑜伽训练	功课I（2到6个星期，或更长）	功课II（2到6个月，或更长）	功课III（1到2年，或更长）
身体练习	拜日式（图20—31），3轮；肩倒立变式1、2（图42、43），2分钟；坐姿前屈变式（图55—58），每个姿势做3次；眼镜蛇式（图76—78），每个姿势做3次	拜日式（图20—31），6次；肩倒立变式1、2（图42、43），3分钟；坐姿前屈变式（图55—58），每个姿势做3次；眼镜蛇式（图76—78），每个姿势做3次；弓式（图84—87），每个姿势做3次；莲花坐（图13），2分钟	同功课II，增加头倒立（图32—36），2分钟；半脊柱扭转变式1（图101、102），3次；三角式（图135—138），每个姿势做3次；手触脚式变式1、2（图133、134），每个姿势做3次；轮式（图95—99），如果时间允许，和功课I一样每个姿势做2次

续表

身心的瑜伽训练	功课I（2到6个星期，或更长）	功课II（2到6个月，或更长）	功课III（1到2年，或更长）
呼吸练习	深长的腹式呼吸，5—10分钟（详情参见呼吸法章节）	同功课I	圣光调息3—4轮和交替鼻孔呼吸法10—20轮
哲学阅读	大声阅读并解释你喜欢的宗教书籍中的一些故事，每日15—30分钟	同功课I	同功课I和II
去除不良习惯	理解孩子碰到的问题，并有建设性回应。确保孩子选择有朝气有活力的朋友	评估孩子的习惯提升程度	同功课I和II
娱乐	每天花30分钟或更多时间陪伴孩子到开放空间中玩耍。去动物园，活跃的玩耍，游泳等容易缓解在家中和学校里产生的紧张	同功课I	同功课I和II
学习	安排固定的时间让孩子来家庭作业和学习。如果条件允许的话，最好把学习时间安排在最适合学习的早上。	同功课I	同功课I和II

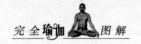
续表

身心的瑜伽训练	功课I（2到6个星期，或更长）	功课II（2到6个月，或更长）	功课III（1到2年，或更长）
祈祷	让孩子在就寝和饭前念诵自己的祈祷词，每次约5分钟	同功课I	同功课I和II

　　下表中的练习，应该在你掌握了前几个表中相应年龄段的功课之后，才开始练习。这个表中省去了瑜伽体式的部分。年轻、健康好高阶的学生可以根据自己的天性，考虑可用的时间，在胜任的老师的指导下，练习书中高难度的瑜伽体式及下表中的灵性。不要急于从一个练习跳到另一个练习。要达成身心的完美自律，获得文中所述的所有益处，可能需要多年的功夫。耐心、常规且系统的练习、对神和老师的信念，等等，都是打开内心大门的钥匙，而一切的知识和力量都在那里。

表6 身心迅速发展、唤醒灵性力量的高阶瑜伽练习

身心的瑜伽训练	功课I （1到6个月，或更长） 净化气脉（神经中心）的准备阶段	功课II （1到2年，或更长） 唤醒昆达里尼（灵性能量）	功课III 直至完满
圣光调息	3—8轮。每轮从30次喷气开始，逐渐增加到50次。当胸腔堵塞或疼痛时，不要过度地练习	6—10轮。喷气次数，从50次增加到100次。练习要在能力范围内。在每轮之间加入正常呼吸几次	6—10轮，100次每轮
交替鼻孔呼吸法	20轮。比例4:8:8。逐渐提高比例，直至8:16:16（6个月之内）。注意：当尚未完全掌握较低比例时，切勿增加至较高的比例	20—40轮。开始比例4:16:16，逐渐提高至8:32:16。注意，只在老师的建议下才能尝试更高的比例	30轮，早晚每天2次，空腹时练习。比例从8:32:16，增加至12:48:24。注意：当尚未完全掌握较低比例时，切勿增加至较高的比例。当不舒服时候，停止练习
喉式呼吸法	5—10轮	10—20轮，含收束法	10—20轮，含收束法
太阳脉贯穿法		10—15轮，含收束法	10—15轮，含收束法

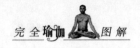

续表

身心的瑜伽训练	功课I （1到6个月，或更长） 净化气脉（神经中心）的准备阶段	功课II （1到2年，或更长） 唤醒昆达里尼（灵性能量）	功课III 直至完满
风箱式呼吸法		3—12轮。从每轮最少10次喷气开始，最多做25次喷气。较好的结果是脊髓底端产生热的感觉。注意：量力而行。	同功课II。每轮结束后，屏息并采用收束法。在练习中，可能会感受到不同的身体感受。注意：当有痛感时，停止练习，寻求老师的建议
次要的呼吸法	卷舌呼吸法和齿缝呼吸法，各练习10—20轮	同功课I	同功课I和II
有节奏的呼吸练习	以吸气4秒呼气4秒的比例来呼吸，15分钟	20—30分钟	20—30分钟
饮食	禁肉、酒和烟	禁肉、酒和烟；不吃油炸、腐烂、苦的食品；在相当长时间内，遵循无盐的饮食习惯	同功课I和II。另外，进食流质食物，而非固体食物，如喝牛奶和新鲜水果汁。不完全断食，或相反地吃太多

续表

身心的瑜伽训练	功课I（1到6个月，或更长）净化气脉（神经中心）的准备阶段	功课II（1到2年，或更长）唤醒昆达里尼（灵性能量）	功课III 直至完满
放松	10—15分钟	15—20分钟	20—30分钟（如有需要，可以延长）
通过持戒和精进来提升品行	1.每日通过清洁术净化身体 2.尽力一直保持快乐 3.对自己所拥有的感到满足	实践非暴力。不要伤害或杀害任何生灵。做事诚实、直接。阅读《薄伽梵歌》，《圣经》或其他宗教书籍	"生活简单，思想崇高"应该是你的座右铭。看到神存于从矿物到人内在。培养对穷苦和无明之人的同情和慈悲心
冥想姿势	烛光凝视，图4（或者就着你的信仰的神冥想）。重复OM 10分钟。	脉轮（脊柱中的神经丛）冥想，15-30分钟。重复OM10分钟。	脉轮冥想，30分钟或者更长。重复OM 10分钟。别因灵性的成就而过分骄傲。即使爬到了灵性阶梯的最顶端，你也可能掉到谷底。只有神的恩典才能带来完满。OM

附录2

Asana列表（体式）

变式2：图43

Sethu Bandhasan（桥式）：图44

Siddhasan（至善坐）：图14

Simhasan（狮子式）：图145

Mayoorasan（孔雀式）

变式1：图105

变式2：图106

变式3：图107

变式4：图108

变式5：图109

Mukthasan, or Guptasan（平衡坐）：图15

Nabhi Peedasana（脚踝向上扭转式）：图120

Natarajasan（舞王式）：图140

Omkarasana, or Pranavasana（"OM"式）：图72

Oorhwapadmasan（盘莲花的头倒立）

变式1：图37

变式2（脊柱向左扭）：图38

变式3（脊柱向右扭）：图39

变式4（手支撑）：图40

变式5（手臂支撑）：图41

Padha Hasthasan（手触脚式）

变式1：图133

变式2：图134

Padandgushtasana（脚尖式）：图123

Padmasan（莲花坐）：图13

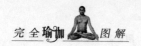

完全瑜伽图解

附录3

总词汇表

[关于体式可以参考体式列表]

Agni：火

Agni Sara：火净化

Agni Tattwa：火元素

Ahamkara：自我或"我"或自大本能

Ajung Chakra：第六个神经丛，位于双眉之间

Akasa：Sakthi能量的精微的空元素

Alambusa：10大主要的气脉（Nadis）之一

Anahata Chakra：第四个脉轮，位于脊柱中

Ananda：喜乐

Anandamaya Kosha：喜乐鞘

Annamaya Kosha：食物鞘

Antar-Dhauti：内部清洁术

Anu：原子

Anuloma Viloma Pranayama：交替鼻孔式呼吸

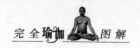

Apana：下行气，Prana 生命之气的一种呈现

Apana Vayu：下行生命之气

Apas Tattwa：水元素

Apurna：不完整的

Asamsaktha：不受任何事物影响

Asanas：冥想坐姿以及控制身体的体式练习

Asthanga Yoga：包含八支或者说八步的瑜伽。也称胜王瑜伽Raja Yoga

Aswadha：感官世界

Atman：灵魂，精神或者纯意识

Avarana：对灵魂的遮盖力

Avidya：灵性无明

Avyaktha：未显示的宇宙

Ayana：印度算法的时间段

Bandhas：瑜伽士在进行某些呼吸法练习时所用的肌肉锁

Basti：降结肠冲洗　20,44

Beeja Mantra：根据印度曼陀罗典籍，指代某个特定神或女神的根音或神秘词语

Bhagavad Gita：一部包含所有伟大知识的印度圣典

Bhakthi Yoga：虔诚之道

Bhastrika：风箱式呼吸法，一种瑜伽呼吸法

Bhathi：梵文中闪耀的意思

Bhramari：嗡声呼吸法，蜂鸣式呼吸，一种瑜伽呼吸法

Bhu Loka：物质层界

Bhutas：五大元素（土，水，火，风，空）

Bhuvar Loka：意气层界

Bijakshara：指代一种特定事物的力量的根音。例如，根据曼陀罗典籍（解释Om、Hrim等神秘音节的书），火元素由Ram代表，水元素由Vam代表。

Brahma：造物主；印度三圣之一（梵天、毗湿奴和湿婆），不要混淆梵天和梵Brahman；梵是一切存在，是所有一切的起源

Brahma Grandhi：梵天结，脊柱中的结之一，阻滞能量的移动

Brahman Loka：造物主梵天的所在

Brahman：那绝对

Brahma Nadi：通往至上存在的路径

Chakras：意气中心或神经丛，每一个都呈莲花形。位于脊柱，共有6个，是存储能量的地方

Chandra Mandala：在古印度圣典中，旅行到月亮的人

Chit：真我的知识层面

Chitha：心识的潜意识层面

Chitha Vrithi：心识的变化

Chitrini：中脉最内在的部分

Dakini Devi：在海底轮的能量Sakthi

Danta-Dhauti：牙齿的清洁

Deha：肉身

Devadatha Vayu：能量或者说生命力的一种显现

Devata Or Devi：神或者女神

Dhananjaya Vayu：能量或者说生命力的一种显现

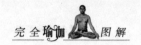

完全瑜伽图解

Dhara：大脑内向上的提升

Dharana：专注

Dhauti：胃部清理过程

Dhvanyatmak：无法言表的，如声音或者感受的语言，比如笑或哭泣

Dhyana：冥想

Dwapara Yuga：印度日历算法的一个时代或特别时段，青铜时代

Gandhari：十大主要的气脉之一

Grandhis：位于脊髓中的中脉（气脉）内的结。三大结阻滞并妨碍了能量（神经流）在中脉中的自由移动。

Gunas：自然Prakriti或未显现的宇宙的属性

Guru：灵性导师

Gyana Sakthi：知识的力量

Gyana Swaroopa：意识的完美体验

Gyana Vritti：关于客体的知识

Gyana Yoga：知识之道，通过参问及冥想领悟神性

Hakini Devi：显现在前额的眉心轮的能量 Sakthi

Hasthajihva：十大主要气脉之一

Hatha：太阳和月亮。音节Ha（太阳）和Tha（月亮）的联合

Hatha Vidya：控制呼吸和心识的知识

Hatha Yoga：瑜伽的一种形式，首要关注身体

Hatha Yoga Pradipika：关于瑜伽的著名权威著作，伟大的作家瑜伽士斯瓦特玛拉玛著

Hrid-Dhauti：喉部清理

Icha Sakthi：意志力

Ida：精微的管道；脊髓中的感觉及运动神经纤维在意气身相应的部分，神经电流（能量）在其中运动Jala：大脑；也包括通过脖子的神经

Jalandhara Bandha：收颌收束法

Jiva：个体灵魂

Jnana Indriyas：五大认知感官

Kakini Devi：心轮中的神圣能量

Kali Yuga：印度日历的算法的一个时代或特别时段，黑铁时代

Kama Manas：低等心识

Kapala：梵文中的头颅骨

Kapalabhati：清洁呼吸系统和鼻道的腹式及横膈膜呼吸，

Kapalabhati Bhastrika：神经净化后的最佳的唤醒精神能量的呼吸练习

Karana：致因

Karana Sharira：种子身

Karma：作用与反作用定律，或者说因果定律

Karma Bhoomy：解脱或束缚的感官世界

Karma Yoga：行动之道，通过将一切生灵看作是神的显现来服务，从而获得对神的领悟

Karna Dhauti：耳部清洁术

Kramamukthi：渐进的解脱

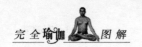

Krikkara：Prana或生命能量的一种显现

Kriya：净化过程

Kriya Sakthi：行动的力量

Kshana：时间的一个部分

Kuhuh：十大主要的气脉之一

Kumbaka：屏息

Kundalini Sakti：灵蛇之力

Kundalini Yoga：胜王瑜伽一个分支

Kunjar Kriya：胃部的水净化

Kurma Or Kurma Vayu：次要生命神经流之一

Lakini Devi：位于脐轮的神圣能量（Sakthi）

Lam：土元素或者说粗现的物质的名称或根音

Lava：根据印度算法的时间的一段

Maharloka：玛哈·洛伽，意识的精神层面

Mala：心识的不纯性

Manipura Chakra：位于脊柱上脐神经丛

Manomaya Kosha：心意鞘

Mantra：唱诵或默念的神秘音节或者说神的圣名

Mantra Yoga：胜王瑜伽的分支之一

Maya Shakthi：神的虚幻力量，会遮盖意识，带来个性

Moda：巨大的喜悦

Moola Bandha：肛锁

Moola Sodhana：直肠冲洗法

Moorcha：眩晕呼吸法，瑜伽呼吸法的一种

Mudras：印，哈达瑜伽姿势，会产生电流或能量

Muladhar Chakra：位于脊柱底部的莲花或骨盆神经丛

Nadis：肉身和意气身中的神经

Naga Vayu：Prana或生命能量的一种呈现

Nakshatra Mandala：古印度圣典中，人旅行到星星

Nauli Kriya：操控腹部肌肉

Nimesa：和时间的相关，一眨眼的工夫

Nirmanu：为了达到呼吸法的完美，瑜伽式的净化身体的方法

Niyama：持戒，例如洁净、满足、苦修、学习及崇拜神明

Om 或 Aum：印度哲学中的神圣音节

Pancha Pranas：5大生命能量

Parama Siva：至上的存在

Paramanu：原子的细分

Parardha：时间度量，用以标记梵天创造及消融宇宙的时间

Pararthabhavina：外界无存

Pingala：精微的管道；脊髓中的感觉及运动神经纤维在意气身相应的部分，神经电流（能量）在其中运动

Pitrs：死者的灵魂；低等层界中的神

Plavini：漂浮呼吸法，瑜伽呼吸发的一种

Pooraka：梵文中的吸气

Prakriti：自然，未显现的宇宙

Pramoda：至上的喜悦

Prana：生命能量，生命之气 Pranamaya Kosha：能量鞘

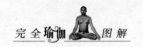
完全瑜伽图解

Pranamaya Sharira：能量身

Pranava：神圣音节Om（Aum），充盈于生命之中，或者说在生命气息之中

Prana Vayu：上行气

Pranayama：呼吸练习；呼吸控制

Pranic Energy：生命力

Prathyahara：感官内收；使心识内省

Predeepika（或Pradipika）：公认的瑜伽权威的专著，由伟大的作者斯瓦特玛拉玛所著

Prithivi Tatttwa：土元素

Priya：喜悦

Purna：完整

Pusa：十大主要的气脉之一

Rakini Devi：驻于生殖轮的神圣能量

Rajas：活动的特性

Rajastic：（指食物为）刺激的

Raja Yoga：控制心识的科学

Ram：火的名字及根音

Rechaka：梵文中的呼气

Ritu：（在古印度圣典中）由两个月组成的一个季节

Rudra：湿婆的另一个名字，湿婆为印度三圣之一

Rudra Grandhi：楼陀罗结，脊柱中的结之一，阻滞能量的移动

Sahasrara Chakra：千瓣莲花；大脑中至高中心的象征性表达，在此瑜伽士达到个体与神的合一 Sakini Devi：喉轮处

的显现的神圣能量

Sakthi：神圣能量，通常呈现为女神或宇宙之母的形式

Samadhi：超意识境界

Samana：平行气，Prana或生命能量的一种呈现

Samana Vayu：生命神经流之一

Samanu：净化气脉的心理过程

Samprajnata Samadhi：有想三摩地，一种较低的超意识状态，二元性依然存在

Samskaras：印痕

Sankini：十大主要的气脉之一

Sat：存在，真我的一个方面

Sat-Chit-Ananda：绝对的存在、智慧和喜乐，归于真我或纯粹意识的一些特质

Sattvic：（指食物为）纯净的

Satwa Guna：纯净的特性

Satwapatti：获得纯净

Satya Yuga：根据印度算法的时代之一，黄金时代

Shad Kriyas：瑜伽清洁术练习

Siddhis：身心的超能力

Sitali：卷式呼吸法，瑜伽呼吸法的一种

Sithkari：齿缝呼吸法，瑜伽呼吸法的一种

Siva：湿婆神；印度三圣之一

Siva Gita：瑜伽的原初书籍

Soorya Mandala：古印度圣典中，人旅行到太阳

Srimad Bhagavad Gita：印度圣典《薄伽梵歌》，包含主

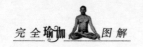

克里希那对阿周那的教学

Srimad Bhagavata：印度圣典《薄伽梵谭》，包含克里希那的全部生活和教学，其中解释了毗湿奴的化身及相应的哲学

Sthitha Pragnja：解脱的灵魂

Stula：人的粗身

Subhecha：向往真理

Sudha Manas：纯粹推理

Sukshma Prakriti：原初能量

Sukshma Sharira：意气身 15

Surya Bheda：太阳脉贯穿法，瑜伽呼吸法的一种

Surya Nadi Pingala：通过右鼻孔吸气

Sushumna：中脉，意气身中位于脊柱中的管道，高阶瑜伽士通过它引领昆达里尼能量

Swadishtana Chakra：脊柱中的第二个神经丛

Swar Loka：火层界

Tam：月亮的根音或者说词

Tamas Guna：惰性的特质

Tamasic：（指食物为）不纯净的、腐坏的

Tanumanasa：精神活动褪去

Trasarenu：由三个原子组成的物质

Treta Yuga：根据印度算法的时代之一，白银时代

Tripura：三重能量

Turya：在此状态中，瑜伽士看到神无处不在

Udana：上升气，Prana或生命能量的一种呈现

Udana Vayu：次神经电流之一

Uddiyate：上升

Ujjayi：喉式呼吸，瑜伽呼吸法的一种

Ujjayi Pranayama：哈达瑜伽士使用的瑜伽呼吸法之一

Upanishads：奥义书，古印度哲学和宗教的伟大典籍

Upa Pranas：次生命能量

Vajrini：中脉里面的部分

Vam：水的根音或者说词

Varnatmak：表达清晰的声音或语言

Vayu：瑜伽中用以描述一种特别的神经电流或脉冲的词汇

Vayu Tattwa：风元素，气态物质

Vedanta：关于合一的哲学，知识的尽头

Vedha：印度对一段很短的时间的定义

Vicharana：正确的问询

Vijnanamaya Kosha：较高的认识的身体，也就是智慧鞘

Vikriti：未显现的分离成显现的形式

Vikshepa：散乱之心

Vishnu Grandhi：毗湿奴结，位于脐轮的结或阻滞，影响能量（神经电流）和昆达里尼能量（灵蛇之力）在脊柱中的运动

Vivarta Vada：叠加

Vyana Vayu：遍行气，能量的一种显现；瑜伽文献中描绘的次生命神经电流之一

Wishudha Chakra：位于脊柱上的第五神经丛

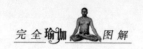
Yam：风元素的根音或名称

Yama：道德。通过道德训练达到内部净化以为瑜伽做准备

Yoga Vasishta：《瓦希斯塔瑜伽》，关于不二论哲学的一本非常重要的书，以拉玛大帝和圣哲瓦希斯塔的对话呈现

Yuga：根据印度算法的一个时代或一段时间。这个时间划分具体如下：Satya Yuga黄金时代，Treta Yuga白银时代，Dwapara Yuga青铜时代及Kali Yuga黑铁时代

Yusasvini：十大主要的气脉之一

参考书目

斯瓦米·悉瓦南达著，*Bliss Divine*（《神圣喜乐》）

斯瓦米·悉瓦南达著，*Concentration and Meditation*（《专注与冥想》）

斯瓦特玛拉摩著，斯瓦米·威斯奴帝瓦南达评注，*Hatha Yoga Pradipika*（《哈达瑜伽之光》）

斯瓦米·悉瓦南达著，*Kundalini Yoga*（《昆达里尼瑜伽》）

斯瓦米·威斯奴帝瓦南达著，*Meditation and Mantras*（《冥想与曼陀罗》）

斯瓦米·悉瓦南达著，*Mind: Its Mysteries and Control*（《心识的奥秘与控制》）　斯瓦米·悉瓦南达著，*Raja Yoga*（《胜王瑜伽》）

斯瓦米·悉瓦南达著，*Sadhana*（《灵性修习》）

悉瓦南达瑜伽吠檀多中心，*The Sivananda Companion to Yoga*（《悉瓦南达瑜伽伴侣》）

斯瓦米·威斯奴帝瓦南达编，*The Sivananda Upanishad*（《悉瓦南达奥义书》）

附录4

关于作者

斯瓦米·威斯奴帝瓦南达于1927年出生于南印度的喀拉拉邦（Kerala），1947年他来到位于喜马拉雅瑞诗凯诗的悉瓦南达静修林，在上师悉瓦南达身边生活工作。

斯瓦米·悉瓦南达看到了这位年轻弟子的哈达瑜伽天赋，而斯瓦米·威斯奴帝瓦南达也接受了这个科目的专业培训，成为专家，掌握了最难最高阶的哈达瑜伽技巧（体式、呼吸法、契合法、收束法和清洁术），他被任命为悉瓦南达瑜伽吠檀多森林学院的第一位哈达瑜伽教授。

1957年，斯瓦米·悉瓦南达说"人们在等待"，将斯瓦米·威斯奴帝瓦南达派往西方。斯瓦米·威斯奴帝瓦南达在美国成立了几个瑜伽中心，最后在加拿大安定下来，他在蒙特利尔创立了悉瓦南达瑜伽吠檀多中心的总部。1960年，他的畅销书《完全瑜伽图解》和受人敬重的期刊《瑜伽健康摘要》首次出版。

斯瓦米·威斯奴帝瓦南达在瑜伽教学上极富创新，通过他建立的遍布五大洲的瑜伽中心，上百万人受益于这创新课程，受欢迎的"瑜伽假期"和瑜伽培训课程也有数千人参加。

斯瓦米·威斯奴帝瓦南达还致力于世界和平和手足情谊，他在全世界飞行，在动荡地区散发传单，组织和平游行示威，表达他个人的关切，展示个体非暴力和平奋斗的重要性。其中，他和彼得·塞勒斯在贝尔法斯特的和平使命，飞越苏伊士运河，用传单和鲜花"轰炸"柏林墙的事迹，尤其著名。